Beauty, Diät & Sex

Die größten Lügen!

(Mit exklusivem Bonuskapitel „Mode-Lügen")

© 2013, Madame Missou

1. Auflage, September 2013
ISBN-13: 978-1492752141
ISBN-10: 1492752142
Madame Missou wird vertreten durch die
Maracuja GmbH, Laerheider Weg 13
47669 Wachtendonk
info@madamemissou.de
www.madamemissou.de

Inhaltsverzeichnis

3. Die 10 größten Diät Lügen   55

4. Bonuskapitel: Die größten Mode-Lügen   82

5. Anhang, Rechtliches und Impressum   88

1. Die 13 größten Beauty-Lügen

1.1 Einleitung

Schönheit liegt ja bekanntlich im Auge des Betrachters und dennoch hat sich im Laufe der Jahre ein gewisses Schönheitsideal entwickelt, das vor allem Frauen dazu bringt, sich und ihren Körper regelmäßig mit Kosmetikprodukten zu „pflegen". Die Geschichte der Schönheitspflege geht dabei schon über tausend Jahre zurück und findet ihre Anfänge bereits bei den alten Ägyptern. Schon hier haben die Frauen damit begonnen, ihre Haare zu färben, ihre Haut zu pflegen und sich zu schminken. Dennoch lässt sich nicht genau sagen, wann und wo nun tatsächlich der Ursprung der Kosmetik zu suchen ist, denn auch in Indien und in Griechenland sind viele Zeugnisse gefunden worden, die auf eine frühe Nutzung der Kosmetik hindeuten. Fakt ist aber, dass bereits vor mehreren hundert Jahren die Frauen darauf bedacht waren, ihre natürliche Schönheit zu unterstreichen und auf eine besondere Weise hervorzuheben.

Im Laufe der Zeit kam es dann zu den verschiedensten Entwicklungen in der Kosmetik und mit diesen Entwicklungen traten auch die Mythen und Überlieferungen auf. Deren Ursprung lässt sich nur selten zurückverfolgen und dennoch halten sie sich hartnäckig. Wenn die Mutter ihrem Kind empfiehlt, genau 100 Bürstenstriche zu machen oder die Freundin rät, auf Schokolade zu verzichten, um schönere Haut zu bekommen, dann sind hier Mythen am Werk, die seit langer

Zeit von Generation zu Generation weitergereicht werden. Immer wieder kommt natürlich die Frage auf, ob denn wirklich etwas an diesen Hinweisen dran ist. Einige Menschen – wie auch Madame Missou - haben sich die Mühe gemacht, den Dingen auf den Grund zu gehen. Hierbei hat sich gezeigt, dass viele Mythen eben tatsächlich nur Mythen sind und dennoch halten sich die Menschen daran. Schönheit hat in der heutigen Gesellschaft einfach einen so hohen Stellenwert, dass nur die Wenigsten auch wirklich ein Risiko eingehen möchten. Zudem sind vor allem Frauen immer wieder auf der Suche nach neuen Lösungen für kleine Haut- und Haarprobleme. Dies macht sich natürlich vor allem auch die Kosmetikindustrie zunutze und bringt verschiedene Produkte auf den Markt, die Hilfe bei Problemen versprechen. Manchmal lohnt es sich jedoch daran zu denken, dass nicht in allem ein Funken Wahrheit steckt.

Bei der Entschlüsselung des Rätsels, was denn nun dran ist an den großen Beauty-Mythen unserer Zeit und was schlussendlich wirklich hilft, will ich Ihnen in diesem Kapitel ein wenig behilflich sein.

Ich hoffe, meine Tipps und Ratschläge gefallen Ihnen,

Ihre Madame Missou

PS: Unter allen Madame-Missou-Newsletter-Abonnenten verlose ich monatlich einen **50€ Amazon-Gutschein** sowie kostenlose eBooks von mir und noch so Einiges mehr. Wer an

sein Glück glaubt, kann sich gerne hier kostenlos anmelden:
http://www.MadameMissou.de/newsletter/

PPS: Mehr zum Buch (Leseproben, Rezensionen…) finden Sie auch auf meiner Website: http://www.MadameMissou.de/

1.2 Das sind die 13 größten Beauty-Lügen

1.2.1 Schokolade macht schlechte Haut

Wahrscheinlich haben alle Mütter dieser Welt, die ihre Kinder von einem geringeren Konsum an Schokolade überzeugen wollten, diese „Weisheit" erfunden - denn wer hat schon gerne Pickel?

In diesem Fall ist jedoch ganz eindeutig von Wissenschaftlern belegt worden, dass Schokoladengenuss und Pickel in keinem Verhältnis zueinander stehen. Sind die Talgdrüsen der Haut verstopft, dann kommt es zur Entstehung von unreiner Haut. Für diese Verstopfung ist jedoch der Hormonhaushalt des Körpers verantwortlich und damit ist unreine Haut vor allem Vererbung.

Tatsächlich kann es aber durchaus sein, dass sich eine schlechte Ernährung negativ auf die Haut auswirkt. Wer ausschließlich Zucker, Fett und Alkohol zu sich nimmt, der tut seinem Stoffwechsel nichts Gutes. Eine vorher gesunde Haut wird fahl und kann auch dazu neigen, fettig zu werden. Bevor es jedoch so weit kommt, muss schon einiges geschehen und der Schokoladenkonsum dürfte weder durch frische Luft noch durch Obst oder Gemüse unterbrochen werden. Da dies aber wirklich nur in den seltensten Fällen tatsächlich zutrifft, kann dieser Mythos ruhig bei Seite geschoben und – Geheimtipp von Madame Missou - mit einem Lächeln und einer Tafel Schokolade abgeschoben werden.

Dennoch sollte immer daran gedacht werden, dass die Haut frische Luft und ausreichend Vitamine braucht, um gesund zu bleiben. Regelmäßige Spaziergänge und eine ausgewogene Ernährung sind die Grundlagen für eine schöne Haut. Gepaart mit der richtigen Pflege und ausreichend Schlaf kann eigentlich kaum noch etwas schief gehen, es sei denn, die Gene spielen nicht mit. In diesem Fall ist der Weg zum Hautarzt die einzige Lösung, um das Problem mit den Pickeln anzugehen.

1.2.2 Regelmäßig geschnittene Haare werden dicker

Hierbei handelt es sich um eine Überlieferung, die durchaus nachvollziehbar ist, auch wenn sie keine Berechtigung hat.

Wer seine Haare nicht regelmäßig schneidet der riskiert, dass sie nach unten hin dünner werden und brechen. Dieser Spliss lässt die Haare ungesund aussehen und nimmt ihnen die Fülle. Werden die Spitzen geschnitten, sind nur noch die gesunden und dickeren Enden vorhanden und das Haar *wirkt* fülliger - ist es aber nicht. Es ist genauso dicht oder eben nicht dicht wie vorher. Lediglich die kaputten Stellen sind verschwunden und die Haare haben wieder mehr Volumen.

Zu diesem Mythos ist zu wissen, dass die Haare am Kopf im Durchschnitt rund 0,3 Millimeter pro Tag wachsen. Dabei ist es ihnen relativ egal, ob sie am anderen Ende geschnitten werden oder nicht. Das hat keinen Einfluss auf das Wachstum und auch nicht auf die Dichte der Haare.

Doch nicht nur bei den Kopfhaaren wird diese Weisheit oft hervorgeholt. Auch bei anderen Körperstellen hält sich hartnäckig das Gerücht, dass rasierte Haare dicker nachwachsen. Hierbei handelt es sich ebenfalls um – na eben: ein Gerücht. Wie bei den Kopfhaaren ist es bei allen Körperhaaren so, dass sie in der Länge dünner werden. Wer über seine Beinhaare fährt wird diese als weich empfinden. Werden sie rasiert und wachsen nach, kommen sie kräftig und gesund heraus. Das fühlt sich stoppelig und deutlich dicker an. Trotzdem sind sie ebenso kräftig wie die abrasierten Haare.

Weder Menge noch Dichte lässt sich also mit schneiden, rasieren, wachsen oder epilieren beeinflussen. Dennoch ist es durchaus empfehlenswert, die Kopfhaare in regelmäßigen Abständen zu kürzen und Spliss vorzubeugen. Spliss ist nämlich, entgegen diverser Weisheiten, nicht reparabel aber dazu später mehr.

1.2.3 Lippenpflegestifte können abhängig machen

Eine wirklich amüsante Weisheit, die wohl vielen Frauen und Männern ein Lächeln auf die Lippen zaubert möchte ich hier einmal aufgreifen. Heutzutage kann ja eigentlich alles süchtig machen. Wer sich nicht im Griff hat, bekommt seinen Schokoladenkonsum nicht unter Kontrolle und wer schöne Lippen möchte, der kann sich anscheinend nicht mehr von seinen Pflegestiften trennen.

Tatsächlich ist es so, dass Labello und Co. nicht süchtig machen, sondern die Industrie hier ganz einfach eine natürliche Körperreaktion nutzt. Wer einmal auf die Inhaltsstoffe der meisten Pflegestifte schaut wird sehen, dass hier meist Paraffine oder auch Mineralöle enthalten sind. Die meisten Menschen zucken nur mit der Schulter und schmieren sich die Pflegecreme dennoch auf die Lippen. Damit setzen sie eine Reaktion in Gang, denn genau diese Öle sind für den schönen und fettigen Glanz zuständig, nehmen die Lippen für sich ein und sorgen dafür, dass die Haut nicht mehr atmen kann. Die fette Oberschicht wird vom Körper wahrgenommen und die Produktion von natürlichen Hautfetten für die Lippen reduziert. Die Folge sind trockene Lippen und das Bedürfnis, erneut den Pflegestift aufzutragen.

Madame Missou meint: Es handelt sich also nicht um eine Sucht sondern um eine relativ fiese Masche vieler Hersteller, die sich ganz einfach umgehen lässt. Einfach auf Lippenstifte mit Fantageschmack verzichten und dafür puren Honig auftragen. Das schmeckt auch viel besser!

1.2.4 Spliss lässt sich reparieren

Der Gang durch die Drogerie offenbart so einige aufregende Erkenntnisse. Dazu gehören auch Kuren und Shampoos gegen splissiges Haar.

Man kennt das ja. Sonne, Haartönungen oder auch einfach schlechte Veranlagung sorgen dafür, dass die Haarspitzen häufig wie ein zu oft genutzter Besen aussehen. Immer wieder abschneiden verhindert jedoch die Entstehung einer langen Mähne. Schon ist ein Zwiespalt entstanden und man macht sich auf die Suche nach Hilfe. Diese biedert sich einem auch sofort in Form besagter Kuren an. Die Versprechungen sind enorm. Schon nach dem ersten Waschen sollen Verbesserungen zu sehen und der Spliss reduziert sein. Das ist auch so – für den Moment. Denn hierbei handelt es sich um nichts anderes als um kosmetischen Kleber, der sich auf die Haarspitzen legt und diese zusammenhält. Schnell zeigt sich jedoch, dass der Spliss nicht verschwunden ist, sondern schon nach Tagen oder Stunden wieder auftaucht.

Fakt ist: Nein, man kann Spliss nicht reparieren. Hier hilft nur noch der durchaus schmerzende aber notwendige Eingriff mit der Schere. Vorbeugen wäre auch eine gute Lösung. Einfach die Haare pflegen und mit Nährstoffen versorgen und schon reduziert sich der Spliss automatisch, indem er gar nicht erst entsteht.

1.2.5 Zitronensaft macht die Haare heller

Wo wir gerade beim Thema Spliss sind, kann auch das Thema „Zitronensaft für die Haare" angesprochen werden.

Frauen sind sehr einfallsreich wenn es um die Schönheit geht. Kein Wunder also, dass sie auch schnell die Wirkung von Zitronensaft für sich entdeckt haben. Was auf weißer Kleidung funktioniert, kann ja vielleicht auch mit den Haaren klappen. Macht Zitronensaft die Haare heller?

Unwesentlich, sollte hier die Antwort lauten. Wer sich genug auf die Haare kippt und auch lange genug in der Sonne steht mit den befeuchteten Haaren, der kann durchaus vielleicht die eine oder andere helle Strähne bemerken. Gleichzeitig bemerkt er aber noch etwas anderes. Die Haare trocknen aus und brechen und schon ist der Spliss wieder da.

Das, was der Zitronensaft mit den Haaren macht, macht ein gut genutzter Sommer ganz ohne Säure. Die Zitronensäure spaltet die Haare auf und macht sie empfindlicher. Das kann zu einer Aufhellung führen, muss es aber nicht. Wer regelmäßig in die Sonne geht, der kann sich ebenfalls über hellere Haare freuen und das ganz ohne Säure.

Es ist also etwas dran an diesem Gerücht, aber dennoch sollte es besser nicht getestet werden, meint Madame Missou.

1.2.6 Durch Make-up kann die Haut nicht atmen

Ja, das war vielleicht früher so, als Make-up noch vor allem aus einer Kombination aus Erde und Feuchtigkeit bestand oder auch die Schönheitslabore dieser Welt noch nicht ihre bahnbrechenden Entdeckungen gemacht haben.

Heute ist das alles etwas anders, denn dank jahrelanger Forschung verfügen die modernen Make-ups von heute durchaus über die Eigenschaft, die Haut atmen zu lassen. Sie legen sich zwar auf die Hautoberfläche, riegeln sie aber nicht hermetisch ab sondern lassen durchaus den Sauerstoff hindurch. Egal, wie dick die Schicht also ist – die Haut kann dennoch atmen.

Das ist jedoch kein Freifahrtsschein, um sich nun komplett gegen das Abschminken zu entscheiden. Nach wie vor ist es wichtig, die Haut regelmäßig zu reinigen und ihr auch ruhig einmal einen Tag ohne Make-up zu gönnen. Die Bewegung an frischer Luft sollte ebenso wenig fehlen wie kleine Massagen im Gesicht, damit die Durchblutung gefördert wird. Ihr Mann bzw. Freund legt da doch sicher gerne helfend Hand an, oder?!

Unreinheiten können übrigens auch dadurch entstehen, dass einige Inhaltsstoffe des Make-ups nicht vertragen werden. Mein simpler Tipp: Hier kann ein Wechsel helfen.

1.2.7 Nagellack macht die Nägel kaputt

Genau wie beim Make-up ist auch diese Weisheit längst veraltet.

Nägel sind, ebenso wie Haare, totes Material. Sonst würde es ja schmerzen, wenn sie abgeschnitten oder gefeilt werden. Normalerweise wachsen sie völlig gesund aus der Haut heraus. Umwelteinflüsse, eine schlechte Ernährung oder auch andere kleine Dinge können diese Gesundheit dann beeinflussen. Nagellack gehört nicht dazu – im Gegenteil.

Der Nagellack heutzutage hat eine besonders nagelfreundliche Zusammenstellung. Angereichert mit pflegenden Ölen und anderen Zusatzstoffen, die den Nagel unterstützen, können sie sogar als Pflegeprodukte angesehen werden. Es ist also nicht nur schön, gepflegte Nägel in angesagten Farben zu lackieren, sondern auch gesund.

Aber Achtung: Diese Aussage gilt nicht für Gel- oder Acrylnägel. Während der klassische Nagellack einfach aufgestrichen wird, ist für künstliche Verstärkungen ein Anrauen der Oberfläche notwendig, was den Nagel schädigt.

Wer also bunte Krallen mit langer Haltbarkeit möchte, sollte hierfür auch kaputte Nägel in Kauf nehmen. Doch was tut manch eine(r) nicht alles für die Schönheit?!

1.2.8 Schlaf vor Mitternacht macht schön

Wenn es nur so einfach wäre…

Einfach um 20 Uhr ins Bett gehen und am nächsten Morgen schön aufwachen. Das ist wohl der Wunschtraum einer jeden Frau und vielleicht auch eines jeden Mannes. Aber Spaß beiseite. Dieser Mythos ist ganz einfach aus dem Fakt heraus entstanden, dass sich die Haut in der Nacht natürlich regeneriert. Das ist durchaus so. Dabei ist es der Haut jedoch völlig egal, wie spät es ist. Wichtig ist nur, dass der Mensch schläft und sich und der Haut Erholung gönnt. So schafft es die Haut, kleine Unreinheiten selbst auszugleichen, die Durchblutung zu fördern und am nächsten Morgen wieder frisch und rosig auszusehen.

Ausreichend Flüssigkeit sowie eine gesunde Ernährung erhöhen die Wahrscheinlichkeit übrigens noch, nach einem erholsamen Schlaf plötzlich schön wieder aufzuwachen. Und war die Nacht doch einmal zu kurz, dann lassen sich Concealer und Make-up hervorragend einsetzen, um die Spuren zu verwischen – meint Madame Missou…

1.2.9 Tägliches Duschen schadet der Haut

Diese Beauty-Lüge wurde vermutlich von einem Menschen in die Welt gesetzt, der von einer regelmäßigen Körperpflege nicht so viel hielt. Oder aber sie ist einfach aus dem Umstand heraus entstanden, dass die Menschen nicht wissen, wie richtiges Duschen funktioniert.

Häufig wird die Meinung vertreten, dass die Haut durch eine tägliche Dusche austrocknet und anfälliger wird. Das ist korrekt. Allerdings nur dann, wenn man sich unter besonders heißes Wasser stellt, für eine längere Zeit und dann auch noch die gesamte Palette der Duschbäder und Shampoos nutzt, damit witzige Seifenblasen aufsteigen.

Beim Duschen ist es wie bei so vielen Dingen im Leben: Weniger ist mehr. Wer täglich duscht, bei dem reicht es durchaus aus, sich einfach für ein paar Minuten unter das lauwarme Wasser zu stellen. So wird die Fettschicht nicht zu sehr beansprucht und die Haut bleibt geschmeidig und gesund. Sogar trockene Haut wird so nicht geschädigt.

Aber ist es eigentlich notwendig, jeden Tag zu duschen? Das muss jeder für sich selbst entscheiden. Eine gewisse Grundreinigung der wichtigsten Körperteile sollte jedoch zum täglichen Pflegeprogramm gehören. Dazu jedoch mehr in einem anderen Ratgeber von Madame Missou…

1.2.10 Tägliches Peeling für zarte Haut?

Peelings gehören zu den kosmetischen Erfindungen, die mit Vorsicht zu genießen sind. Sie bestehen meist aus kleinen Schleifpartikeln. Diese Partikel sollen dafür sorgen, dass tote Hautschuppen gelöst werden und die Haut so eine geschmeidige Glätte erhält.

Das klappt auch vielleicht auf den ersten Blick und bei einem Peeling, das einmal in der Woche angewendet wird. Bei täglicher Anwendung jedoch, kann die Haut großen Schaden nehmen, weiß Madame Missou. Kleine Bakterien und Erreger bleiben an den Schleifpartikeln hängen und werden so über die - durch das Peeling geöffnete - Haut transportiert. Dadurch können neue Infektionsherde entstehen und somit eine unreine Haut. Ein tägliches Peeling ist also eher kontraproduktiv, wenn es um die Pflege der Haut geht.

Besser ist es, diese jeden Tag mit leichten Pflegemitteln zu reinigen, viel an die frische Luft zu gehen und auch auf die Ernährung zu achten. Die Ernährung taucht also immer wieder auf, wenn es um Haut, Haare und Nägel geht und das mit gutem Grund: Sie ist ein wichtiges Element bei der Körperpflege und der Gesundheit und sollte nie aus den Augen verloren werden. Wer regelmäßig Alkohol zu sich nimmt und sich ausschließlich von fettreichen Lebensmitteln ernährt – dem hilft auch kein Peeling mehr.

1.2.11 Häufig übereinandergeschlagene Beine sorgen für Krampfadern

Krampfadern sind ein Graus für jede Frau, die gerne kurze Röcke trägt und ihre Beine betonen möchte. Dazu kommt noch, dass diese unschönen blauen und hervorstehenden Adern durchaus auch der Gesundheit schaden können.

Hilft es also, einfach darauf zu verzichten, ladylike die Beine übereinander zu legen? Nein, das reicht nicht aus. Tatsächlich wurde früher davor gewarnt, mit übereinandergeschlagenen Beinen dazusitzen, da dies die Entstehung von Krampfadern unterstützen kann. Jein – das ist nur dann so, wenn man den ganzen Tag in dieser Stellung verharrt, sich nicht bewegt und auch sonst keinen Ausgleich schafft. Da dies jedoch in der Regel eher weniger der Fall ist, gehört diese Aussage also in die Mythenkiste und kann geflissentlich ignoriert werden.

Dennoch lassen sich Krampfadern durchaus vermeiden. Regelmäßiger Sport, bei dem die Beine genutzt werden – Billard und Schach gehören hier nicht dazu – und ausreichend Flüssigkeit sind schon einmal eine gute Grundvoraussetzung für weniger Krampfadern. Wer die Beine dann noch häufig entspannt, hochlegt und entlastet, der hat eigentlich schon gewonnen.

1.2.12 Sonne unterstützt die Regeneration der Haut

Sonne kann ja wirklich vieles und da ist es ja eigentlich auch kein Wunder, dass ihr, unter anderem, auch heilende Kräfte für die Haut nachgesagt werden. Angeblich soll die Sonne dafür sorgen, dass Pickel austrocknen und schneller verschwinden.

Woher dieser Mythos kommt, lässt sich eigentlich nur durch einen Umstand erklären. Wer sein Gesicht in die Sonne hält, der kann sich über eine gesunde Bräune freuen. Diese Bräune lässt die Pickel deutlich weniger schlimm erscheinen, als eine blasse Haut und schon hat die Sonne die Haut verschönert. Bei der Regeneration hat UV-Licht jedoch eher eine kontraproduktive Wirkung. Es unterstützt die Produktion von Talg und kann somit für die Entstehung weiterer Pickel sorgen.

Alle, die sich jetzt gerade den Liegestuhl geschnappt haben, um mit Hilfe der Sonne gegen ihre Pickel vorzugehen, sollten dieses Vorhaben also abbrechen und lieber ein gutes Buch im Schatten genießen. Auch die Ausgaben für das Solarium können dann in Zukunft anderweitig eingesetzt werden. Das ist sowieso eine gute Idee, meint Madame Missou!

1.2.13 Die Haut braucht viel Pflege

In Drogerien, Apotheken und Parfümerien ist es durchaus möglich, für die Pflege der Haut ein halbes Monatsgehalt zu verprassen. Wer möchte, kann sich ganze Pflegeserien zulegen. Da gibt es die Pflegecreme für den Morgen, den Abend und die Nacht. Spezielle Lotionen für den Körper, Gesichtswasser, Make-up-Entferner, Augen-Make-up-Entferner, Peeling, Feuchtigkeitscreme… Die Liste lässt sich beliebig fortsetzen und schürt die Unsicherheit bei den Frauen und auch bei den Männern, die neuerdings immer häufiger Opfer des Marketings werden und inzwischen auch aus breiten Produktpaletten für die Männerhaut wählen können.

Tatsächlich ist es so, dass die Haut sich ganz gut selbst helfen kann, wenn man sie denn lässt. Es ist durchaus möglich, die Hautschichten auch kaputt zu pflegen. Das ist wie mit einem Kind. Wenn es immer alles bekommt, was es braucht, ohne etwas dafür tun zu müssen, dann wird es auch nichts dafür tun. Ebenso ist es bei der Haut. Wird sie mit ausreichend Feuchtigkeit und Fett versorgt, dann braucht sie all dies nicht mehr selber produzieren. Sobald die Pflege mit den Produkten jedoch aufhört, zeigen sich dann die Ergebnisse in Form von trockener und unreiner Haut.

Madame Missou Ratschlag: Besser ist es, auf zu viel Pflege zu verzichten und mehr auf den eigenen Körper zu vertrauen – der ist stark genug!

1.3 Der Kampf gegen die Beauty-Lügen: Das hilft wirklich

Nachdem nun klar ist, welche Beauty-Lügen tatsächlich keinen Wahrheitsgehalt haben, stellt sich noch immer die Frage, was denn nun wirklich zu schöner Haut und glänzenden Haaren verhilft. Natürlich können auch die Tipps von Madame Missou nicht komplett alle Punkte bearbeiten aber der eine oder andere hilfreiche Hinweis wird sicher dabei sein.

1) **Masken** sind nicht nur erlaubt, sie sind ein Muss: Ab und an braucht auch die Haut eine Extraportion an Pflege und diese kann gut über eine reichhaltige Maske zugeführt werden. Wichtig ist es, dass die Maske auf das Hautbild abgestimmt wird. So gibt es spezielle Pflegemasken für trockene oder fettige Haut.

2) **Creme einmassieren** statt nur auftragen: Ja es nimmt vielleicht etwas mehr Zeit in Anspruch aber dieser Aufwand lohnt sich. Die Creme morgens und abends nicht einfach nur auf dem Gesicht verteilen sondern einmassieren sorgt für eine gute Zirkulation des Blutes, verleiht ein frisches Aussehen und unterstützt die Regeneration der Haut.

3) Leute, esst mehr **Vitamine**: Es mag nervig sein, diese Aussage zu hören, da schon die Eltern in der Kindheit dazu gedrängt haben, doch öfters mal zu einem Apfel zu greifen. Die Haut jedoch dankt es uns, denn Vitamin A ist wichtig für die Zellteilung und Vitamin C hilft dabei, die Haut zu straffen.

4) Das **Haar befreien**: Haarspray und andere Stylingprodukte sind zwar hilfreich wenn es darum geht, die Frisur in Form zu halten. Am Abend jedoch sollten sie unbedingt richtig ausgebürstet werden und auch bevor es unter die Dusche geht ist es wichtig, die Bürste mehrmals anzusetzen, damit die Haare nicht unnötig beschwert sind und Schaden erleiden.

5) Die Kraft aus dem Meer: **Meeresmineralien und Algen** sind ein echtes Highlight für die Haare. Sie speichern die Feuchtigkeit und versorgen die Haare mit allem, was sie brauchen. Daher sollte bei der Wahl des Shampoos oder auch bei dem Griff zu einer Haarkur auf die Inhaltsstoffe geachtet werden. Ist Meer drin, dann bitte zugreifen.

6) **Regelmäßig Schneiden**: Ungefähr so gern wie die Sache mit mehr Vitaminen hören Frauen den Hinweis, dass sich Spliss nicht reparieren lässt. Das ist aber leider nun mal so. Daher hilft hier nur noch der Griff zur Schere. Eine regelmäßige Kürzung der Spitzen sorgt für schönes und dichtes Haar. Pflegeprodukte mit versiegelnden Eigenschaften verhindern, dass sich die Spitzen erneut spalten.

7) **Massage für den Kopf**: Nach dem Hinweis auf die Gesichtsmassage kommt nun auch die Kopfmassage zum Einsatz. Auch hier kann eine schöne Regelmäßigkeit helfen, denn eine Massage fördert die Durchblutung und unterstützt die Talgdrüsen bei der Arbeit, damit gesunde Haare schneller nachwachsen.

8) **Weniger Chemie für die Nägel**: Für schöne Nägel ist es wichtig, dass diese nicht zu sehr mit chemischen Produkten in Berührung kommen. Daher sollte beim Putzen immer zu den Handschuhen gegriffen werden. Auch zu viel an Wasser kann schaden, die Nägel spröde und anfällig machen.

9) **Feile statt Schere**: Auch wenn die Kürzung der Nägel mit der Schere besonders schnell und praktisch ist, so schadet dies jedoch mehr als es nützt. Besser ist es, zur Feile zu greifen und die harten Nägel zu feilen. Auch auf das Baden der Hände vor dem Feilen ist zu verzichten.

10) **Zurück zur Natur**: Nägel brauchen keinen Nagelhärter, sie wissen sich selbst zu helfen und freuen sich mehr über Vitamine und Mineralien, die über eine gesunde Nahrung aufgenommen werden. Nagelhärter kann dagegen auf Dauer die Struktur schwächen. Daher sollte sich hier in Verzicht geübt werden.

1.4 Zusammenfassung

Es ist ja nicht so, dass in der einen oder anderen Beauty-Lüge nicht vielleicht auch tatsächlich ein Körnchen Wahrheit steckt. Viele dieser Weisheiten sind jedoch vor bereits langer Zeit entstanden und längst überholt, wurden von der Kosmetikindustrie oder von gut meinenden Müttern in die Welt gesetzt und dürfen hinterfragt werden.

Wer einfach alles glaubt, was er liest oder hört, der kann bei seiner Haut großen Schaden anrichten. Nicht nur seiner Haut, meint Madame Missou…

Manchmal erklären sich die Dinge auch durchaus schon von selbst und es lohnt sich, erst zu denken und dann zu handeln und letztendlich kann es auch helfen, das Leben ein wenig mit Humor zu sehen, sich selbst nicht so ernst zu nehmen und der Schönheit einen geringeren Stellenwert zu geben. Dann kommt die glatte Haut von ganz allein, die Augen strahlen und die Haare glänzen und das ganz ohne Zitronensaft und teures Peeling!

2. Die 24 größten Sex-Lügen

2.1 Einleitung

Es gibt wohl um kein Thema so viele Mythen und Geschichten, wie um die schönste Nebensache der Welt. Diese halten sich hartnäckig und werden von Generation zu Generation weiter gegeben. Viele Dinge können zu Unsicherheiten führen. Man kann nämlich nicht gerade behaupten, dass die meisten dieser Märchen das Selbstbewusstsein aufpeppen. Im Gegenteil - viele Männer fühlen sich schnell minderwertig. Ebenso schlagen sich solche Dinge aber auch auf das Selbstwertgefühl der Frauen nieder. Denn oft wird Erotik und Sex zu einer Art Leistungssport degradiert. So kommt es zu falschen Erwartungen in Partnerschaften. Da ist Streit schnell vorprogrammiert. Madame Missou rät Paaren also dringend dazu seine / ihre bessere Hälfte nicht als Sportgerät zu betrachten, sondern als gleichwertigen Gefährten mit ganz eigenen Bedürfnissen und Gefühlen. Es ist Gift für jede Beziehung dem Gegenüber die eigenen Wünsche oder Ansichten aufdrängen zu wollen. So geschieht es zum Beispiel immer wieder, dass Männer ihre Partnerin anschwindeln, um ihren Willen zu bekommen.

Neben den falschen Erwartungen, die durch gewisse Mythen geschürt werden, gibt es auch noch allerlei Weisheiten über das beste Stück des Mannes oder das Geschlechtsteil der Frau und alles was damit zusammen hängt. Besondere Vorsicht ist vor allem geboten, wenn es um Lügen rund um das Thema

Schwangerschaft geht bzw. darum, wie man diese vermeidet. Wie Madame Missou vermutet, dürften wohl bereits eine ganze Menge Babys entstanden sein, weil die lieben Eltern eben genau auf diese Art von Märchen hereingefallen sind. Hier war die Überraschung mit Sicherheit sehr groß, als die „sichere" Verhütungsmethode dann doch nicht so bombenfest war wie angenommen.

Im Folgenden wird Madame Missou solche Lügen mit einem kleinen Augenzwinkern genauer unter die Lupe nehmen. Sicherlich werden einige Männer, aber auch besonders die Frauen, sehr erleichtert sein, nachdem sie dieses Kapitel gelesen haben. Außerdem sind natürlich viele Informationen enthalten, die für das Zusammenleben zwischen Mann und Frau durchaus nützlich sein können. Das Meiste ist Ihnen sicher nicht vollkommen neu, aber schwarz auf weiß und kompakt zusammengetragen, ist Ihnen dies hoffentlich eine gute Hilfe.

2.2 Sein bestes Stück

Es gibt wohl fast keinen anderen Körperteil, das für so viele
Spekulationen und Lügen sorgt, wie der Penis eines Mannes.
Madame Missou hat die größten Lügen zusammen getragen und
wird sich sehr um eine umfassende Aufklärung jeder einzelnen
bemühen.

2.2.1 Zu groß für ein Kondom

Es ist zwar kaum nachzuvollziehen, aber es gibt sie immer noch:
Die Kondomhasser. Und sie sind um Ausreden nicht verlegen,
wenn es darum geht ein Kondom zu verwenden. So erzählt der
Eine oder Andere seiner Liebsten einfach, sein Penis sei zu groß
dafür. Dass ein Gummi vor einer Schwangerschaft und sexuell
übertragbaren Krankheiten schützen kann, interessiert diese
Egoisten dabei herzlich wenig. Sie denken nur an ihre Belange.
Pfui - sagt Madame Missou dazu. So etwas ist einfach
verantwortungslos, denn sie bringen nicht nur sich selbst,
sondern auch ihre Partnerin in Gefahr. Es ist schließlich kein
Geheimnis, dass aus diesem Leichtsinn heraus schon die eine
oder andere Krankheit übertragen worden ist. Vor allem dann,
wenn der Überträger selbst nichts von seiner Krankheit wusste.
Es gibt aber leider auch immer wieder Menschen ohne
Gewissen. Sie wissen um ihre Erkrankung und verheimlichen sie
vor dem Partner oder der Partnerin. So was geht natürlich gar
nicht. Ein Mensch der reif genug ist, sexuell zu verkehren, sollte
auch die Verantwortung ernst nehmen, die damit verbunden ist.
Also sollten sich Frauen von ihrem Gespielen keinen Bären

aufbinden lassen und auf ein Kondom bestehen. Besonders dann, wenn sie ihren Partner noch nicht lange kennen oder wechselnde Geschlechtspartner haben. Alles andere ist brandgefährlich.

2.2.2 Die Größe ist egal

Auch diese Lüge möchte Madame Missou nicht so stehen lassen. Ihren Recherchen zu Folge ist die Größe des Penis keineswegs egal. Doch hier muss man unterscheiden. Während Männer nämlich schnell Minderwertigkeitskomplexe bekommen, wenn „ER" ihrer Ansicht nach zu klein ist, haben Frauen eher Angst davor, dass der Penis ihres Partners zu groß sein könnte. Sie haben Bedenken, dass es zu Schmerzen während des Verkehrs kommen könnte. Sorgen darum, dass ihr Partner sie nicht befriedigen kann, machen sie sich im Zusammenhang mit seiner Penisgröße wohl kaum.

Es ist also eher überflüssig sich als Mann den Kopf darüber zu zerbrechen, dass „ER" zu klein sein könnte. Die Durchschnittsgröße eines erigierten Penis liegt im Übrigen bei 14,8 Zentimeter. Vielleicht ist das eine kleine Orientierungshilfe und wirkt beruhigend auf einige männliche Zeitgenossen. Wie sehr sie sich allerdings in diese Thematik rein steigern können, zeigt sich, wenn man sich vor Augen führt, dass es durchaus Männer gibt, die sich das beste Stück vergrößern lassen. Solch einen Schritt geht man mit Sicherheit nur, wenn einen etwas sehr belastet. Madame Missou ist deswegen der Ansicht, man sollte Männer mit solch einem Problem nicht belächeln. Als Partnerin sollte man viel Fingerspitzengefühl beweisen und ihn immer wieder aufbauen. Schließlich gibt es wichtigeres als die Penisgröße.

2.2.3 Je größer „ER" ist, desto mehr Lust empfindet die Frau

Auch mit diesem Mythos hat sich Madame Missou näher beschäftigt und musste feststellen, dass es sich schlichtweg um eine Lüge handelt. Dazu muss man wissen, dass die Scheide einer Frau sehr flexibel ist. Sie kann sich jeder Penisgröße perfekt anpassen. Ein weiterer Grund, warum diese Behauptung nicht stimmen kann, begründet Madame Missou damit, dass sich die eigentlichen Lustzonen der Frau gar nicht im Inneren der Scheide befinden. Lust empfindet die Frau stattdessen vor allem durch Stimulation des Kitzlers und der Schamlippen. Madame Missou möchte klar stellen, dass die Penisgröße dabei überhaupt keine Rolle spielt. Das mag für mache Männer zwar enttäuschend sein, aber es ist nun mal eine Tatsache.

2.2.4 Große Nase = Großer Penis

Wie Madame Missou heraus fand haben wir uns auch hier einen Bären aufbinden lassen. Die Annahme, dass die Größe der Nase etwas über die Penisgröße eines Mannes aussagen könnte, kann man also getrost vergessen. Madame Missou hat allerdings von einer ganz anderen Theorie gehört. Demnach sollen die Füße Aufschluss darüber geben, wie groß das beste Stück ist. Hier wartet ein kanadischer Arzt allerdings mit einer recht zweifelhaften Studie auf.

2.2.5 Samenstau

Die Behauptung, es käme zu Samenstau, wenn er sein Ejakulat nicht loswürde, ist eine der größten Lügen überhaupt. Madame Missou findet, dass sich damit keine Frau unter Druck setzen lassen sollte. Diese Ausrede verwenden Männer nämlich gerne mal, um an Sex zu kommen. Madame Missou hält das einfach nur für billig und rät Frauen dringend nicht auf solche Märchen hereinzufallen. Schließlich ist es wissenschaftlich erwiesen, dass es weder Hand noch Fuß hat, was einem der Liebste da erzählt. Stattdessen baut der Körper nicht verwendete Überschüsse einfach wieder ab. Also bloß nicht unter Druck setzen oder verunsichern lassen, wenn er es wagt wieder mit solchen Lügen anzukommen. Es würde wohl auch nicht schaden ihn einfach mal mit den Tatsachen zu konfrontieren. Dann merkt er vielleicht, wie dumm solche Ausreden sind. Madame Missou rät in diesem Zusammenhang dazu, sich beim Partner unbedingt den nötigen Respekt zu verschaffen.

2.2.6 Ein Penis kann brechen

Hier haben wir es wohl eher mit einer Halbwahrheit als mit einer Lüge zu tun. Ein Penis kann nicht brechen in dem Sinne. Ein Penisbruch ist nämlich keine Knochenfraktur. Trotzdem ist er mit sehr großen Schmerzen verbunden. Man muss sich vorstellen, dass der Penis dabei im erigierten Zustand um 180 Grad nach unten gedrückt wird. Madame Missou weist darauf hin, dass in einem solchen Fall sofort ein Arzt konsultiert werden muss. Das ist wirklich überaus wichtig, da es zum Platzen von Blutgefäßen im Penis kommt.

2.2.7 Beschnittene können länger

Auch das ist ein absoluter Mythos, dem man keinen Glauben schenken sollte. Männer mit einem beschnittenen Penis können weder länger noch kürzer als die Anderen. Viel mehr ist das von Mann zu Mann unterschiedlich und hängt von vielen anderen Faktoren ab, wie Madame Missou meint. Ob das beste Stück nun beschnitten oder die Vorhaut noch vorhanden ist, spielt dabei nun wirklich keine Rolle. Geschöpfe des männlichen Geschlechts, die lange brauchen um zum Höhepunkt zu kommen lassen sich wohl schlicht und ergreifend mehr Zeit. Und das hat durchaus etwas für sich, wie Madame Missou anmerken möchte. Denn bei der Erotik kann es schließlich überaus angenehm sein, die Dinge ruhig angehen zu lassen. Das setzt allerdings voraus, dass man das gemeinsame Schäferstündchen nicht mit einem Marathon verwechselt.

2.2.8 Männer können mehr als einen Orgasmus bekommen

Genauso hartnäckig hält sich das Gerücht, dass Männer während einer einzigen Erektion mehrmals zum Höhepunkt kommen können. Nun, wie die Nachforschungen von Madame Missou ergeben, ist das zwar nicht ganz ausgeschlossen. Man muss aber bedenken, dass nur 3 Prozent aller Männer dazu fähig sind. Alles was man sonst darüber hört oder liest ist absolutes Wunschdenken. Eine Nadel im Heuhaufen findet sich also leichter, als ein solcher Mann. Doch auch diesbezüglich sollte man sich bloß nicht verrückt machen lassen. Es gibt schließlich wichtigere Punkte in der Liebe, auf die man seine Aufmerksamkeit lenken kann. Und wenn das Sex-Leben für Beide erfüllend und befriedigend ist, kräht doch kein Hahn danach.

2.2.9 Eine durchschnittliche Erektion dauert 45 Minuten

Auch hier muss Madame Missou die lieben Liebenden leider wieder enttäuschen. Diese Behauptung ist eine Lüge, die Männer nur unnötig unter Druck setzt. Denn wie schnell kommt es zu Minderwertigkeitskomplexen, wenn „Mann" es nicht „schafft". Und auch die Frauen könnten sich so ihre Gedanken machen, warum der Partner bei ihnen nicht so lange „kann". Natürlich bezieht das die Frau dann auf sich und bekommt womöglich Komplexe. So entstehen nur unnötige Schuldgefühle auf beiden Seiten. Gut zu wissen ist es dann, dass der wahre Durchschnittswert etwas ganz anderes verrät. In Wahrheit braucht ein Mann nämlich nur etwa 5 bis 10 Minuten bis zum Höhepunkt. Das ist dann schon ein ganz anderer Wert. Mit ihm schafft man es zwar nicht gerade ins Guinnessbuch der Rekorde, aber er entspricht wenigstens der Realität.

2.3 Schwangerschaftsverhütung

Auch beim Thema Schwangerschaftsverhütung halten sich hartnäckig einige Lügen, die man schon fast als Ammenmärchen bezeichnen muss. Madame Missou hat die größten Lügen rund um die Verhütung zusammengetragen. Sicherlich wird es dem einen oder der anderen sehr von Nutzen sein, zu wissen, dass es sich nicht immer um die Wahrheit handelt.

2.3.1 Während der Periode kann es nicht zu einer Schwangerschaft kommen

Entgegen vieler Behauptungen ist diese Annahme falsch. Somit gilt es als absolut unsicher nur während der Menstruation miteinander zu schlafen, um eine Schwangerschaft zu vermeiden. Spermien schaffen es durchaus längere Zeit im Inneren der Frau zu überleben. Es kann hier ein Zeitraum von bis zu 10 Tagen genannt werden. Madame Missou vermutet, dass es wohl den einen oder anderen kleinen Erdenbürger gibt, der es genau auf diese Art und Weise geschafft hat, auf diese Welt zu kommen. Man könnte also auch sagen, sie haben ihre Eltern ganz schön vorgeführt. So etwas mag zwar selten sein, aber durchaus möglich. Besonders dann, wenn die Frau einen relativ kurzen Zyklus hat. Es ist also Vorsicht geboten, und man sollte unbedingt verhüten, wenn man solche Überraschungen vermeiden will. Frauen sollten sich auch von ihrem Partner nicht verunsichern lassen, wenn er behauptet, sie könne während der Periode nicht schwanger werden. Für ihn ist es vielleicht nur ein gutes Argument, um auf ein Kondom zu verzichten. Oder er weiß es schlicht und ergreifend nicht besser. Das sollte man als Frau gut abwägen und verantwortungsbewusst handeln. Natürlich sollte man dies aber auch von seinem Partner verlangen können.

2.3.2 Cola Light als Verhütungsmittel

Hier sagt einem ja eigentlich schon der gesunde Menschenverstand, dass das absoluter Blödsinn sein muss. Doch die dümmsten Geschichten werden ja oft am liebsten geglaubt. Deswegen hält sich dieses Gerücht wohl immer noch hartnäckig und hat vielleicht auch schon zu ungewollten Schwangerschaften geführt. Madame Missou warnt aber dringend davor auf so einen Quatsch hereinzufallen. Dabei gibt es aber wohl offensichtlich sogar einen Grund für die Annahme, Cola Light könnte sich als Verhütungsmittel eignen. Wie Madame Missou bei ihren Recherchen feststellte, lösen sich Spermien in einem Glas Cola (Light) wohl tatsächlich auf. So könnte man ja durchaus auf den Gedanken kommen die Scheide nach dem Akt einfach mit Cola auszuspülen. Abgesehen davon, dass Madame Missou das für eine ziemlich klebrige Angelegenheit hält, schützen solche Experimente natürlich nicht vor einer Empfängnis. Hier ist also dringend die Verwendung herkömmlicher Verhütungsmittel anzuraten, wie etwa Pille oder Kondom.

2.3.3 Sex im Wasser ist ungefährlich, da die Spermien absterben

Auch der Glaube an dieses Märchen könnte fatale Folgen haben. Das Wasser, in dem man sich mit seinem Partner vergnügt, müsste schon kochend heiß sein, um das Absterben der Spermien herbeizuführen. Aber das sollte man lieber nicht tun. Das könnte nämlich schmerzhafte Folgen haben, wie Madame Missou befürchtet. Hat das Badewasser stattdessen eine angenehme Wärme, kommt es zwar zum Absterben einiger Samenzellen, aber der größte Teil überlebt und bahnt sich munter seinen Weg zur Gebärmutter. Bedenkt man, dass bei einem einzigen Erguss 400 Millionen Spermien produziert werden, ist das wohl nicht sehr verwunderlich. Auch beim Sex in der Badewanne sollte man also unbedingt verhüten, wenn man eine Schwangerschaft verhindern möchte. Ansonsten könnte das feucht-fröhliche Techtelmechtel für eine folgenschwere Überraschung sorgen. Madame Missou rät also dringend davon ab dieser Lüge auch nur im geringsten Glauben zu schenken.

2.4 Hilfsmittel zur Luststeigerung

Es ist nicht zu leugnen, dass Menschen aus diversen Gründen immer wieder nach Möglichkeiten suchen, ihre sexuelle Lust zu steigern. Vor allem in Partnerschaften, die eingeschlafen sind, ist dies sicherlich ein Thema. Hier werden diese Hilfsmittel dann entweder gemeinsam eingesetzt, um das Liebesleben anzuheizen, oder sie werden zu einer Art Ersatzbefriedigung. Madame Missou fand allerdings heraus, dass es auch bei diesem Thema viele Märchen und Lügen gibt. Die wichtigsten stellen dabei die folgenden dar.

2.4.1 Pornos machen heiß

Einige Leser mögen hier anderer Meinung sein. Allerdings muss Madame Missou auch hier wieder gnadenlos mit einer Lüge aufräumen. Zwar mag das Konsumieren von Pornos den einen oder anderen stimulieren und inspirieren. Vor allem in der ersten Zeit, in der man diese Filmchen für sich entdeckt hat. Nutzt man sie jedoch regelmäßig oder gar ausschließlich zur sexuellen Stimulation können sie einen ganz schnell abstumpfen lassen. Madame Missou meint, dass daran vor allem die völlig überzogene „Leidenschaft" in solchen Filmen schuld ist. Nimmt man das als Maßstab für seine eigene Beziehung, kann das sehr frustrierend wirken. Man glaubt plötzlich das eigene Liebesleben sei langweilig und trostlos. Wissenschaftler beobachten dabei sogar weitere Folgen des Pornokonsums. So kann es Männern zum Beispiel passieren, dass sie Probleme mit ihrer Erektion bekommen oder diese sogar vollkommen ausbleibt. Madame

Missou fand außerdem heraus, dass das häufige Anschauen solcher Filmchen scheinbar auch größenwahnsinnig machen kann. Auch hierzu gab es eine Studie, in der 400 Männer befragt wurden. Davon haben 45 % des Öfteren größere Kondome gekauft, als sie eigentlich für ihr bestes Stück benötigen. Diese Tatsache könnte damit zusammen hängen, dass manche Männer tatsächlich dazu neigen sich mit den Hauptdarstellern dieser Pornos zu vergleichen. Ob bewusst oder unbewusst – viele nehmen sie tatsächlich als Maßstab. Dass dadurch, früher oder später, Frustration aufkommt, dürfte niemanden wundern, meint Madame Missou. Schließlich ist der Vergleich doch völlig unrealistisch. Noch schlimmer aber trifft es wohl die Frauen solcher Männer. Womöglich wissen sie überhaupt nicht, warum sie auf einmal mit einem gestörten Liebesleben konfrontiert werden. Dass viele Männer heimlich Pornos schauen, ist ein offenes Geheimnis und schadet gelegentlich auch nicht. Der eine oder andere kommt dadurch jedoch auf die Idee, so einen Porno mit seiner Partnerin 1:1 „nachzuspielen". Hier fühlt sich Frau vielleicht schnell überrumpelt oder gar von ihrem Partner benutzt. Das und auch das heimliche Anschauen der Pornos selbst stellt für einige Frauen bereits einen Vertrauensbruch dar. Hier rät Madame Missou dringend, offen miteinander zu reden sich nichts gefallen oder sich gar verunsichern zu lassen. Es ist hier nötig gewisse Dinge anzusprechen, auch wenn es dem Liebsten womöglich nicht gefallen mag. Zudem könnte es ja auch sein, dass der Partner plötzlich gar keine Erektion mehr bekommen kann, wie ja bereits angedeutet wurde. Als Frau könnte man das dann leicht auf sich beziehen und sich für nicht mehr begehrenswert halten. Dass die Erektionsstörungen des Partners von übermäßigem Pornokonsum kommen könnten, ist ja in der Regel nicht das Erste woran Frau denkt. Hier lohnt es sich also genauer hinzuschauen. Frau sollte mit ihrer Meinung auch nicht hinter den Berg halten und dem Partner klar machen, dass das Leben nun mal kein Pornofilm ist. Inspiration, vielleicht sogar gemeinsam, ist gut. Überrumpeln und Fremdbestimmung hingegen nicht, meint Madame Missou.

2.4.2 Alle Frauen haben schon einmal einen Dildo ausprobiert

Auch wenn diese Vorstellung die Phantasie vieler Männer beflügeln mag, ist auch das nur ein Gerücht. Madame Missou ist der Meinung, dass sogar die Mehrheit der Frauen noch nie einen Dildo in Gebrauch hatte. Man könnte annehmen, dass es das weibliche Geschlecht einfach nicht sehr erregend findet, sich mit einem Dildo zu befriedigen. Wie Madame Missou bereits angedeutet hat, erreichen Frauen ja vor allem durch die Stimulation von Schamlippen und Kitzler sexuelle Lust. Genau das ist eben mit einem Dildo nicht gewährleistet. Natürlich gibt es aber auch Modelle, die so gebaut sind, dass auch der Kitzler stimuliert wird. Die meisten Frauen scheinen jedoch sehr gut ohne ein solches Hilfsmittel auszukommen. Als Frau sollte man sich zudem auf keinen Fall verunsichern lassen oder gar denken man sei merkwürdig, wenn man nicht auf Dildos steht. Es ist nun mal auch ein Märchen, dass Frauen nicht genug bekommen können und sich ständig irgendwie befriedigen bzw. deren Lust gestillt werden muss. Auch hier erkennt Madame Missou die Wirkung der Medien wieder, die ein bestimmtes Bild von Männern oder Frauen vermitteln, das sich im wahren Leben kaum finden wird. Sicherlich gibt es auch nymphomanisch veranlagte Frauen, die tatsächlich nicht genug Sex bekommen können. Diese nehmen womöglich auch gerne einen Dildo oder sonstiges Spielzeug zur Hilfe, wenn es darum geht ihre Lust zu stillen. Madame Missou meint aber, man sollte sich vor Augen führen, dass solche Frauen eher die Ausnahme darstellen. Die breite Masse hält eher wenig bis gar nichts von Dildos.

2.4.3 Aphrodisiaka heizen das Sexleben an

Dieses Märchen hört sich zwar ebenfalls sehr schön an, ist aber leider schlichtweg falsch! Auch wenn das viele nicht wahrhaben wollen, findet Sex und Erotik immer noch in erster Linie im Kopf statt. Um in Stimmung zu kommen benötigt man also vor allem Stimulation von außen. Madame Missou möchte jedoch zu bedenken geben, dass man hier die Unterschiede zwischen Männern und Frauen beachten sollte. Als Frau findet man es vor allem sehr anregend, wenn das Ambiente stimmt. Denn eine Frau fühlt sich dann gleich viel wohler und wird positiv beeinflusst. Außerdem kommt Frau durch Gehörtes in Stimmung, weil dadurch ihre sexuelle Phantasie beflügelt wird. Verbale Erotik ist also für das weibliche Geschlecht sehr wichtig, um in Stimmung zu kommen. Madame Missou rät, sich als Frau viel Zeit zu nehmen, um sich hier selbst kennen zu lernen. Schließlich nutzt es nichts, wenn man sich verstellt, nur um dem Partner zu gefallen. Auch in diesem Punkt sollte man als Frau mit seiner Meinung nicht hinter den Berg halten oder sich verunsichern lassen, selbst wenn Aphrodisiaka immer wieder angepriesen werden und einem vielleicht sogar der eigene Partner so etwas auf schwätzen will. Wer als Paar wirklich aufeinander eingeht, braucht sich überhaupt nicht damit zu befassen. Denn auch bei Männern wirken wohl eher visuelle Reize, als irgendwelche Aphrodisiaka. Deswegen mögen es auch viele Männer, von ihrer Partnerin in einem schönen Dessous überrascht zu werden. Madame Missou rät Paaren also lieber für eine schöne und angenehme Atmosphäre zu sorgen, um in Stimmung zu kommen, als auf irgendwelche Aphrodisiaka zu setzen.

2.5 Die Lust der Frau

Um die Lust und Erotik der Frau ranken sich fast ebenso viele Mythen und Geschichten, wie um das beste Stück des Mannes. In den Köpfen vieler Männer dreht sich wohl viel darum, wie sie das sexuelle Verlangen ihrer Partnerin steigern können. Auch viele Frauen legen großen Wert auf sexuelle Erfüllung. Umso mehr können Lügen da verunsichern, wenn auch meist unnötig. Manchmal haben Blockaden aber auch ganz andere Ursachen.

2.5.1 Es ist lediglich Frauen möglich einen Orgasmus vorzutäuschen

Und auch in diesem Fall muss Madame Missou wieder mit einem alten Vorurteil aufräumen. Erstaunlicherweise schenken dieser Lüge immer noch die meisten Menschen Glaube. Einen Höhepunkt vorzutäuschen ist aber eben nicht unbedingt nur Frauen vorbehalten. Männer können das mindestens genauso gut, wenn nicht sogar besser. Es gibt auch hierzu eine Umfrage, in der 16 % der Männer zugeben, ihrer Partnerin schon einmal den Höhepunkt vorgespielt zu haben. Der Grund dafür dürfte mehr oder weniger auf der Hand liegen. Genau wie bei den Frauen, kommt es auch bei den Männern vor, dass der Akt nicht so verläuft, wie sie es sich vorstellen. Manchmal reicht es dann eben auch bei einem Mann nicht, um zum Höhepunkt zu kommen. Also wird der Liebsten etwas vorgegaukelt, um ihre Gefühle nicht zu verletzen. Wird allerdings kein Kondom verwendet, könnte der Schwindel schnell auffliegen. Schließlich fehlt das Ejakulat, das der Mann bei seinem Orgasmus ausscheidet. Mit Kondom ist ein vorgetäuschter Orgasmus da schon schwerer zu erkennen. Mit etwas Glück lässt sich Frau also damit austricksen. Sicherlich auch nicht die feine englische Art. Aber, wie Madame Missou meint, in manchen Fällen rücksichtsvoll der Frau gegenüber. Diskussionen, die eine Beziehungskrise auslösen könnten, werden so vermieden und der Frieden gewahrt. Langfristig sollte man sich aber überlegen, ob es sinnvoll ist so weiter zu machen oder ob man nicht versuchen sollte, doch etwas zu verändern. Dazu sollte man aber die Karten zunächst mal auf den Tisch legen und dann gemeinsam an einer Lösung arbeiten. Da ist dann vor allem Fingerspitzengefühl und gegenseitiges Verständnis gefragt.

2.5.2 Hübsche Frauen haben den besseren Sex

Madame Missou ist auch hier der Ansicht, dass man das so nicht stehen lassen kann. Denn wie viel Freude eine Frau beim Sex empfindet, hängt stark von ihrem Selbstwertgefühl ab. Ist dieses in Ordnung, dann kann auch eine Frau, die nicht gerade als Model durchgehen würde, ein erfülltes Sexleben genießen. Es ist aber natürlich Gift, wenn der Partner nicht das Fingerspitzengefühl besitzt, seiner Partnerin zu zeigen, wie begehrenswert sie ist. Geschieht dies nämlich nicht, wird die Frau höchst wahrscheinlich Komplexe bekommen und sich vielleicht beim Sex verkrampfen. Dadurch kann man sich wirklich alles verderben und das Liebesleben kann zum Desaster werden. Einem Mann mit etwas Feingefühl sollte es also gelingen, dass sich in seinen Händen jede Frau wie eine Göttin fühlt. Doch Madame Missou meint außerdem, dass auch die Frau einen Teil dazu beitragen muss. Neben einem gesunden Selbstbewusstsein ist vor allem wichtig, dass sie sich wirklich fallen lassen kann. Es ist wirklich vollkommen unnötig, sich verrückt zu machen und deswegen womöglich auf wirklich guten Sex zu verzichten. Ein Trost ist sicherlich auch, dass der Partner höchstwahrscheinlich auch nicht gerade Adonis ist. Madame Missou möchte noch einmal betonen, dass es darauf auch in keinster Weise ankommt. Viel wichtiger ist es aber wohl, dass beide aufeinander eingehen und die Wünsche des Anderen kennen. So entsteht wirkliche Innigkeit und Vertrautheit. Das ist wohl der Schlüssel zu wirklich gutem Sex für eine Frau.

2.5.3 Es gibt keine Scheidenkrämpfe

Madame Missou vermutet, dass man wohl so lange glaubt es gäbe keinen Scheidenkrampf, bis man ihn selbst erlebt. Sowohl für den Mann als auch für die Frau dürfte das äußerst unangenehm und peinlich sein. Allerdings ist mit einem Scheidenkrampf nicht die Situation gemeint, in der ein Pärchen sich nicht mehr voneinander lösen kann. Viel mehr beschreibt der Vaginismus eine Verkrampfung der Scheidenmuskulatur, die das Eindringen des Penis verhindert. Dadurch kann es erst gar nicht zum Geschlechtsakt kommen. Entspannt sich die Frau allerdings, wird die Muskulatur der Scheide wieder vollkommen normal. Wie Madame Missou herausfand, sind vor allem Frauen, die ein traumatisches Erlebnis hatten, vom Vaginismus betroffen. Solchen Frauen kann eine Psychotherapie helfen, damit sich die Verkrampfung dauerhaft löst. Natürlich ist ein verständnisvoller und einfühlsamer Partner genauso wichtig. Er sollte die Frau in keinem Fall drängen, auch wenn ihre Situation vielleicht etwas schwer zu verstehen ist. Auf Dauer wird es aber Früchte tragen, wenn „Mann" sich gedulden kann und zu seiner Partnerin hält.

2.5.4 Es gibt frigide Frauen

Und auch in diesem Fall muss Madame Missou widersprechen. Es gibt keine frigiden Frauen in dem Sinne. Was es jedoch gibt, sind Frauen die wenig bis gar keine Lust auf Sex verspüren. Das hat aber zumeist schwerwiegende Gründe. Solche Frauen leiden häufig unter Blockaden, die seelischer Natur sind. Ausgelöst wird eine solche Blockade zum Beispiel durch eine Vergewaltigung oder Missbrauch. Ebenso kann aber auch eine schwere Enttäuschung schuld sein, wenn Frau keine Lust auf Sex verspürt. Genauso gut ist es auch möglich, dass die Frau eine seelische Krankheit hat. Auch hier ist wieder ein Partner mit viel Verständnis und Fingerspitzengefühl gefragt. Die Frau sollte auf keinen Fall zu irgendetwas gedrängt oder überredet werden. Das würde ihre Situation nur noch verschlimmern und sie weiter in das Loch hinein ziehen. Das sollte wohl kein Mann wollen.

Madame Missou möchte betroffenen Frauen nahe legen, sich zu nichts drängen zu lassen, was sie nicht selbst möchte. Es ist nicht gut etwas nur dem Partner zu Liebe zu tun, wenn man selbst dabei auf der Strecke bleibt. Man sollte sich als Frau nicht verunsichern lassen. Hat man den richtigen Partner an der Seite, versteht dieser auch die Situation und wird seine Liebste nicht unter Druck setzen, nur um seine Bedürfnisse zu befriedigen. Voraussetzung dafür ist aber natürlich, dass der Partner weiß, was mit der Frau an seiner Seite los ist und warum sie so reagiert. Madame Missou rät also unbedingt dazu, sich seinem Liebsten anzuvertrauen und gemeinsam an der Lösung der Probleme zu arbeiten. Schließlich ist das Leben kein Ponyhof und viele haben ein schweres Päckchen zu tragen. Manchmal sollten eben andere Dinge zählen als mindestens 3 Mal die Woche Matratzensport in allen möglichen Stellungen zu betreiben, nur um mit der vermeintlichen Norm mithalten zu können. An dieser Stelle möchte Madame Missou noch darauf hinweisen, dass es auch einfach Männer und Frauen gibt, die weniger Verlangen verspüren. Es muss also nicht immer eine schwere Vorgeschichte oder eine Krankheit daran schuld sein.

2.5.5 Auch Frauen können ejakulieren

Leider ist auch diese Behauptung eine absolute Lüge und völlig an den Haaren herbei gezogen. Die Behauptung, auch Frauen könnten einen feuchten Orgasmus haben, rührt daher, dass manche Frauen beim Sex sehr feucht werden, was dann für einen feuchten Orgasmus gehalten wird. Das hat allerdings mit einer Ejakulation gar nichts zu tun. Ist eine Frau beim Liebesakt jedoch über das normale Maß hinaus entspannt und kann sich völlig fallen lassen, kann das auch bis zur Blase reichen. Und hier wären wir auch schon bei der Erklärung des Phänomens. Es handelt sich also beim angeblichen feuchten Orgasmus der Frau schlicht und ergreifend um Urin, der austritt. Insgesamt kommt dies jedoch sehr selten vor, so dass die wenigsten Frauen so etwas erleben. Wer allerdings tatsächlich dachte, es handele sich dabei um eine weibliche Ejakulation, den muss Madame Missou an dieser Stelle leider enttäuschen. Dennoch muss eine Frau sich keineswegs schämen, sollte ihr so etwas schon einmal passiert sein. Schließlich ist das alles ganz natürlich und spricht dafür, dass es sehr gut läuft in der Beziehung. Diese absolute Entspanntheit kommt schließlich nicht von ungefähr und setzt voraus, dass sich eine Frau bei ihrem Partner überaus geborgen und sicher fühlt. Madame Missou meint, dass eine Frau ihrem Partner absolutes Vertrauen entgegen bringt, wenn sie in einen derartigen Zustand geraten kann. Also sollten Männer es ruhig als Bestätigung sehen, dass sie ihrer Partnerin offenbar genau das geben, was sie braucht. Also ist hier Ekel oder Ablehnung völlig fehl am Platz. Schließlich ist es so, dass die männlichen Geschöpfe ja schließlich auch Körperflüssigkeiten dabei verlieren und dass sie sich dann nicht so anstellen sollten, wenn ihrer Partnerin das passiert. Wie bereits erwähnt, sollte das ein Mann eher als Bestätigung empfinden. Und auch Frauen sollten sich nicht verunsichern lassen. Es muss ihnen nicht peinlich oder unangenehm sein, wenn sie beim Sex völlig entspannt sind.

2.5.6 Der vaginale ist der einzig wahre Orgasmus

Auch hier muss Madame Missou dringend mit einem weiteren Gerücht rund um den weiblichen Höhepunkt aufräumen. Die Theorie, dass es nur den einen ultimativen Höhepunkt der Frau gibt, haben wir im Übrigen dem guten alten Sigmund Freud zu verdanken. So müsse eine Frau zu einer ganz bestimmten Einstellung zu sich selbst gelangen, um den vaginalen Orgasmus erleben zu dürfen bzw. können. Freud behauptete, dass eine Frau erst einmal akzeptieren müsse, dass sie nun einmal die Empfangende ist. Dann erst könne überhaupt ein vaginaler Orgasmus erlebt werden. Und genau dieser gilt, laut Freud, als der einzig wahre Höhepunkt. Er behauptete weiterhin, dass ein Orgasmus, der durch die Reizung und Stimulation der Klitoris erreicht wird, weniger wert ist. Das ist völliger Humbug eines unwissenden Mannes, wie Madame Missou findet. Ob ein Orgasmus nun vaginal oder durch Stimulation der äußeren Geschlechtsorgane erreicht wird, ist nun wirklich zweitrangig. Die Hauptsache ist doch, dass die Frau Spaß an ihrer Sexualität empfindet und sie genießt. Außerdem sind beide Arten von Orgasmen praktisch identisch. Wie Madame Missou bei ihren Recherchen herausfand, gab es zu dem Thema in den 60er Jahren weitere wissenschaftliche Untersuchungen. So nahmen sich die Sexualforscher William Masters und Virginia Johnson dieser Sache an. Man kam zu dem Ergebnis, dass Frauen bei beiden Orgasmen praktisch das gleiche empfinden. Wie sollte es auch anders sein, fragt sich Madame Missou. Wenn man weiß, dass das Organ, von dem man äußerlich nur die Klitorisspitze sieht, Nervenenden bis in die Vagina besitzt. In dem Fall dürfte sich die Frage, welcher Orgasmus nun der Bessere ist doch überhaupt nicht stellen. Madame Missou meint, dass es völlig überflüssig ist, sich darüber Gedanken zu machen. Frauen sollten einfach auf ihren Körper hören und das tun, wobei sie sich am wohlsten fühlen. Auch seinem Partner zu sagen, was man als besonders lustvoll empfindet, sollte in jeder guten Beziehung möglich sein. Und viele Frauen finden es nun mal schön, wenn ihr Kitzler beim Geschlechtsakt stimuliert wird. Frau sollte also ruhig ein bisschen mutig sein und dazu stehen, findet auch Madame Missou. Falsche Rücksichtnahme oder Scheu dem Partner gegenüber ist da eher fehl am Platz. Das könnte für Beide sehr frustrierend enden. Es ist schließlich eine Tatsache, dass lediglich 30 % der Frauen durch rein vaginale Stimulation zum Höhepunkt gelangen.

2.5.7 Eine Frau hat lieber abends Sex

Madame Missou hält auch diese Behauptung für absoluten Blödsinn. Ob eine Frau in Stimmung ist oder nicht hat nichts mit der Tageszeit zu tun. Es hängt viel eher daran, dass sie den Kopf frei haben muss. Das ist logischerweise vor allem dann der Fall, wenn alles andere ausgeschaltet ist, was die Stimmung irgendwie kaputt machen könnte. Ein gewisser Freiraum für Erotik ist also überaus wichtig. Und dieser ist eben nicht gegeben, wenn Frau noch alle möglichen anderen Dinge im Kopf hat. Madame Missou kann also auch hier nur wieder betonen, dass das Ambiente eine sehr große Rolle spielt.

2.5.8 Es gibt einen G-Punkt

Madame Missou deckt auch diese These als Lüge auf, da die Existenz des G-Punktes bis heute sehr umstritten ist. Entdeckt haben will diesen Punkt im Übrigen ein deutscher Arzt namens Ernst Gräfenberg. Er behauptete, dass er ca. 5 cm von der Scheidenöffnung weg und zur Bauchdecke hin zu finden ist. Man könne ihn daran erkennen, dass er hart und gerippt ist. Madame Missou wagt den Einwand, dass sich an dieser Stelle die weibliche Prostata befindet. Einige Frauen mögen es, dort berührt zu werden, andere wiederum nicht. Klar ist jedoch, dass es keinen Beweis dafür gibt, dass man durch die Stimulation dieses Punktes zum Höhepunkt gelangt. Deswegen sollte Frau sich auch nicht davon verunsichern lassen, wenn einem durch das Reiben des G-Punktes der ultimative Orgasmus angepriesen wird.

2.5.9 Ohne Vorspiel geht nichts

Die Aufdeckung dieser Lüge dürfte wohl viele Männer aufatmen lassen. Hatten sie doch immer das Gefühl, ihre Partnerin erst durch ein ellenlanges Vorspiel richtig in Stimmung bringen zu müssen, um ihr ein befriedigendes Sexerlebnis zu verschaffen. Madame Missou möchte mit diesem Vorurteil aufräumen. Denn für die Frau spielt das Vorspiel nur die zweite Geige, wenn es darum geht, wie erfüllend sie das Zusammensein mit ihrem Partner empfindet. Es ist eher der Akt an sich, der dabei eine Rolle spielt. Wird das Vorspiel zu lange hinaus gezögert, wird eine Frau eher ungeduldig oder ist sogar genervt. Madame

Missou ist also der Ansicht, dass man als Frau ruhig die Karten auf den Tisch legen und seinem Partner zeigen bzw. sagen kann, wenn einem das Vorspiel wieder mal zu lange erscheint. So etwas kann natürlich auch wieder ein Lustkiller sein. Also lieber einmal Klartext geredet, als sich selbst zu verleugnen, nur um irgendeinem Klischee zu entsprechen. Madame Missou meint, dass sich Mann mit Sicherheit auch darüber freuen wird.

2.6 Zusammenfassung

Meine lieben Leser und (vor Allem) meine lieben Leserinnen, das Wichtigste in meinem kleinen Schlusswort zu diesem Kapitel gleich mal vorweg: Lassen Sie sich nicht verrückt machen. Vieles von dem, was Sie täglich im Fernsehen, in Zeitschriften, im Internet oder auch von anderen Frauen hören ist schlichtweg erstunken und erlogen. Warum? Weil Spektakuläres, Großes, Langes und Extremes einfach interessanter ist als das, was normal ist. Wenn Ihnen dieses Kapitel geholfen hat, das noch ein bisschen mehr zu verstehen (als Sie es in vielen Punkten sicherlich ohnehin schon gewusst oder geahnt haben), dann habe ich mein Ziel erreicht und bin glücklich. Glücklich – das sollten auch Sie sein in Ihre Sexualität! Daher, tun Sie nur das, worauf Sie Lust haben. Aber, **tun** Sie auch das, wozu Sie Lust haben. Lassen Sie sich weder ein Bären aufbinden (von den Medien, Freundinnen oder Ihrem Partner) aber verlieren Sie auch nicht Ihre Neugierde und Abenteuerlust, das wird sich langfristig auszahlen…

3. Die 10 größten Diät Lügen

3.1 Einleitung

Der eigene Körper ist das größte Stück Arbeit, das es im Leben gibt. Der Traum davon, schön und schlank zu sein, hält wohl die meisten Menschen gefangen und entgegen einer Vielzahl von Behauptungen liegen hier nicht nur die Frauen ganz vorne mit dabei. Die Medien, die Stars aber auch die Umgebung suggeriert den Menschen, dass ein schlanker und fester Körper eine Grundessenz für ein glückliches Leben ist. Tatsächlich werden auch immer wieder Studien angeführt die belegen, dass schlanke Menschen ein höheres Ansehen haben und mehr Zuspruch finden. Kein Wunder also, dass schnell das eigene Gewicht hinterfragt wird und die Suche nach der ultimativen Möglichkeit beginnt, möglichst schnell nach dem Min-Max-Prinzip einen schlanken Körper zu bekommen. Mit wenig Einsatz (Min) die höchste Wirkung (Max) erzielen – das ist schon lange das Ziel der Menschen, wenn es um Diäten geht. Im Laufe der Jahrzehnte hat sich daher auch eine Vielzahl von Diät-Weisheiten entwickelt, die zwar auf den ersten Blick wirklich hilfreich klingen, es jedoch tatsächlich nur ziemlich selten sind und manchmal sogar das Gegenteil bewirken können. Das weiß auch Madame Missou aus eigener (leidvoller) Erfahrung. Wer also bisher der Meinung war, dass einfach nur eine Zeit lang auf die Hälfte des leckeren Essens verzichtet werden muss, um die Pfunde purzeln zu lassen, der liegt möglicherweise damit gar nicht richtig und auch wer zur Margarine statt zur Butter greift, der spart damit nicht unbedingt die gewünschte Anzahl an

Kalorien und geht so gegen das Hüftgold vor. Es lohnt sich also, die eine oder andere Weisheit zu hinterfragen, bevor sich darüber gewundert wird, dass die Waage keine Besserung anzeigt, obwohl doch eigentlich immer das Glas Wasser vor dem Essen getrunken und das Geld in die kostenintensiven Light-Produkte investiert wird. Es ist nicht alles Gold, was glänzt, das gilt auch bei den Hinweisen zu den Diäten. Dieses Kapitel geht den bekanntesten Mythen auf den Grund, deckt bisher beliebte und bekannte Theorien auf und am Ende gibt es sogar noch den einen oder anderen Tipp, der vielleicht wirklich dabei helfen könnte, das Wunschgewicht zu erreichen.

3.2 Das sind die 10 größten Diät-Lügen

3.2.1 Friss-die-Hälfte – so einfach kann es gehen

Auf der Straße treffen wir die alte Freundin aus Schultagen und sprechen sie begeistert auf ihre tolle Figur an. Auf die Frage, wie sie denn so viel abgenommen hat, antwortet sie begeistert mit dem geheimnisvollen Kürzel „FdH". Dieses Kürzel hat es sogar schon bis zu Wikipedia geschafft und gilt als absoluter Geheimtipp im Bereich der Diäten, der natürlich schon lange kein Geheimtipp mehr ist. Essen macht dick und wer nur die Hälfte isst, der wird auch nur halb so dick – das ist eigentlich die gesamte Grundlage von dem Friss-die-Hälfte-Prinzip. Es klingt so schön einfach und lässt sich anscheinend auch problemlos in den Alltag einbauen. Jedes Essen, zu dem gegriffen wird, wird ab sofort nur noch zur Hälfte gegessen. Wer also am Morgen zwei Toastbrote mit Nutella zu sich nimmt, der verzichtet einfach auf eines davon. In der Kantine wird der netten Küchenfrau ein: „Bitte nur halb so viel wie sonst", zugeraunt und am Abend bei Freunden fährt die Hand nur fünf anstatt zehn Mal in die Chips-Schüssel. Aber ist es wirklich so einfach? Ja, auf den ersten Blick schon, denn die Pfunde werden tatsächlich etwas purzeln. Allerdings bleibt die Gesundheit auf der Strecke. Damit der Körper mit ausreichend Nährstoffen versorgt wird, braucht er Nahrung. Nun muss man sich nichts vormachen. Die heutige Nahrung strotzt nicht gerade vor wichtigen Nährstoffen und wer dann noch nur die Hälfte davon zu sich nimmt, ohne jedoch am Essensplan etwas groß zu ändern, der tut seinem

Körper nichts Gutes. Nur wenige Menschen ernähren sich wirklich gesund und mit Friss-die-Hälfte ändert sich daran ja grundsätzlich nichts. Daher kann diese Diät für den Körper sogar gefährlich werden.

Madame Missou Tipp: Es lohnt sich, die genannte Methode bei Süßigkeiten und Fast Food anzuwenden. Dafür kann die Dosis von Gemüse aber durchaus erhöht werden und schon lassen sich eingefahrene Essgewohnheiten ganz einfach ändern.

3.2.2 Wenig Alkohol kann gar nicht dick machen

Der liebe Alkohol ist für Menschen, die gerne abnehmen möchten, ein absolutes Tabut-Thema. Das liegt vor allem daran, dass er als absolute Kalorienbombe gilt. Dennoch gibt es die eine oder andere Weisheit die besagt, dass wenig Alkohol eben nicht dick macht. Um verstehen zu können, dass es sich hierbei einfach nur um eine Ausrede von Alkoholliebhabern handelt, die nicht gerne auf ihr Glas Wein verzichten müssen, sollte die Wirkung des Alkohols auf den Körper nachvollzogen werden. Ein ganz wichtiger Punkt ist die Eigenschaft von Alkohol, den Blutzuckerspiegel zu verändern. Wer eben noch gar keinen Hunger verspürt hat, der wird nach einem Glas Wein bereits die gegenteilige Wirkung merken. Gleichzeitig kommt es auch noch dazu, dass die Fettverbrennung fast komplett gestoppt wird. Fazit: Alkohol macht hungrig und wer dann etwas isst, der hat im Körper nicht einmal die kleinen Fettverbrenner zur Hilfe, die wenigsten einen Teil der Nahrung verarbeiten. Des Weiteren ist unser Körper klug genug, um den Alkohol als einen Giftstoff zu erkennen. Giftstoffe müssen sofort eliminiert werden. Daher liegen alle anderen Stoffwechselvorgänge auf Eis, bis er wirklich aus dem Körper verschwunden ist. Wer jetzt noch mehr Nachweise braucht um verstehen zu können, dass auch schon ein einziges Glas Alkohol den Diäterfolg beeinträchtigen kann, der sollte noch wissen, dass der Kaloriengehalt von alkoholischen Getränken einfach auch sehr hoch ist. Also lieber mal etwas in Verzicht üben und dafür das schöne Ergebnis genießen.

Madame Missou Tipp: Wer gar nicht verzichten möchte kann vielleicht mit der Information etwas anfangen, dass der Kaloriengehalt in Wodka deutlich geringer als in Bier ist. Also das Bier lieber stehen lassen und lieber ein kleines Gläschen Wodka trinken.

3.2.3 Lieber Margarine statt Butter, um abzunehmen

Ein beliebter Irrglaube ist im Brotaufstrich beheimatet. Butter wird aus Milch von der Kuh hergestellt und enthält damit jede Menge Fett. Auf Margarineverpackungen dagegen sind viele Pflanzen drauf und der Aufstrich selbst wird ja auch aus Pflanzen hergestellt. Also kann diese wohl kaum viel Fett enthalten und ist auf jeden Fall gesünder. Oder? Ganz so einfach ist es dann doch nicht. Erst einmal eine schockierende Meldung im Voraus: Margarine und Butter enthalten ungefähr gleich viel Fett. Beide bestehen zu 80% daraus. Beim Abnehmen ist es daher egal, wofür sich entschieden wird. Wichtig ist es nur, die Menge zu reduzieren. Allerdings gibt es einige andere Punkte, die eine Entscheidung zwischen Margarine und Butter erleichtern sollen. Zum Einen ist hier natürlich der Geschmack. Butter gilt als deutlich kräftiger als Margarine und wird daher häufig bevorzugt. Zum Anderen sollten aber auch die Inhaltsstoffe verglichen werden. Fett ist ja nicht gleich Fett. Die Zusammensetzung der Fettsäure variiert bei Butter und Margarine. Butter verfügt über gesättigte Fettsäuren und Cholesterin. Margarine dagegen ist cholesterinfrei und hat ungesättigte Fettsäuren. Das hat keinen Einfluss auf das Hüftgold, aber auf die Herz-Kreislauf-Erkrankungen. Wer einen zu hohen Cholesterinspiegel hat, wählt also im Idealfall die Margarine. Ein gesunder Mensch kann jedoch beruhigt zur Butter greifen und tut, dank der enthaltenen konjugierten Linolsäure, auch noch etwas zur Vorbeugung von Krebs. Klingt kompliziert? Ist es aber nicht. Eine kurze Zusammenfassung:

Auf den Diäterfolg hat es keine Auswirkungen, wenn Butter durch Margarine ersetzt wird.

Madame Missou Tipp: Es muss gar nicht immer Butter oder Margarine sein. Auch ein Frischkäse unter der Wurst kann durchaus einen sehr guten Geschmack haben. Einfach einmal austesten.

3.2.4 Auf das Frühstück verzichten sorgt für purzelnde Pfunde

Morgens wie ein Kaiser, mittags wie ein König und abends wie ein Bettelmann? Wer hat diesen Spruch nicht auch schon einmal gehört und dennoch gibt es einige selbst ernannte Experten die hartnäckig behaupten, dass ein Frühstück nicht gut für das Gewicht ist. Wer abnehmen möchte, sollte diese Mahlzeit also einfach weglassen und schon purzeln die Pfunde. Das ist jedoch nicht ganz korrekt. Denn schließlich hat der Tag ja nicht nur drei Stunden und auch nach dem Frühstück gibt es genug Möglichkeiten, eine Vielzahl an Kalorien zu sich zu nehmen und damit dafür zu sorgen, dass der Körper ein Überangebot hat und sich Fettreserven anlegt. Also der reine Frühstücksverzicht beschert noch lange keine Erfolge. Im Gegenteil, er kann sogar dafür sorgen, dass ein Kantinenessen am Mittag gleich deutlich attraktiver aussieht, als es eigentlich ist und hier zugeschlagen wird. Zudem sollte nicht vergessen werden, dass ein Frühstück auch Energie für den Tag liefert. Je nachdem, wie die Ansprüche an den eigenen Körper sind und wie anstrengend die Arbeit ist, braucht der Körper Nährstoffe am Morgen, um diese Arbeit auch bewältigen zu können. Das bedeutet jetzt nicht, dass am Morgen erst einmal das halbe Glas Nusscreme auf ein helles Brötchen geschmiert werden sollte mit der Entschuldigung, dass ein Körper Energie braucht. Besser ist es, zu Vollkorn oder Müsli zu greifen und dazu noch Obst zu essen. So ist der Körper mit allem versorgt, was er braucht, die Fettzufuhr hält sich in

Grenzen und auch das Hungergefühl am Mittag fällt geringer aus.

Madame Missou Tipp: Gemeinsam frühstücken macht mehr Spaß. Kinder brauchen morgens ein gutes Frühstück. Einfach dazu setzen und selber einen vorbildliches Vollkorntoast und etwas Obstsalat essen. Dazu noch Kräutertee und schon ist der Start in den Tag gerettet und auch die Diät wird unterstützt.

3.2.5 Das Glas Wasser vor dem Essen – so lässt es sich abnehmen?

Es scheint eine Weisheit zu sein, die von Mutter zu Tochter weitergegeben und hinter vorgehaltener Hand auch der besten Freundin zugeflüstert wird. Wer abnehmen möchte, sollte vor jedem Essen ein großes Glas Wasser trinken und schon nimmt man ab. Im Idealfall ist das Wasser dann am besten auch noch kalt, also so richtig kalt. Der Wunsch, der hinter diesem Mythos steckt, geht in zwei Richtungen. Kalte Getränke müssen vom Körper erwärmt werden. Dies funktioniert nur darüber, dass der Körper Energie aufwendet. Um Energie aufzuwenden, muss er Fett verbrennen und schon ist man um ein paar Gramm leichter. Richtig? Naja, ein großes Glas Wasser zu erwärmen kostet den Körper gerade einmal 30 Kalorien. Sicher, das ist besser als gar nichts aber eigentlich ist es fast gar nichts und gleichzeitig kann es noch passieren, dass eine empfindliche Magenschleimhaut gereizt wird. Der zweite Wunsch ist dagegen eine Reduzierung des Hungergefühls. Wer schon einmal ein großes Glas Wasser vor dem Essen getrunken hat, der wird wissen, dass der Hunger tatsächlich nachlässt. Aber: Das ist nicht von Dauer. Wasser wird schnell verarbeitet, das wenige Essen vom Mittag dann auch und schon tritt nach kurzer Zeit wieder Hunger auf der dazu verleitet, schnell mal einen Schokoriegel oder etwas anderes Süßes zwischendurch zu essen. So gesehen ist das Wasser also eigentlich richtig kontraproduktiv, wenn es ums Abnehmen geht. Besser ist es, sich ein gesundes Mittagessen zu gönnen und den Körper mit wichtigen Nährstoffen zu versorgen.

Madame Missou Tipp: Ganz so dumm ist die Idee mit dem satt machenden Wasser jedoch nicht. Wer zwischen den einzelnen Mahlzeiten einen leichten Hunger verspürt, der kann ruhig ein – nicht ganz so kaltes – Wasser trinken und hält es so bis zum Essen aus.

3.2.6 Ohne Abendessen lebt es sich „leichter"

Auch hier wird indirekt wieder der Spruch mit dem Kaiser, König und dem Bettelmann angesprochen. Schließlich kann sich wohl kaum ein Bettelmann ein reichhaltiges Abendbrot leisten. Also kann es auch gleich weggelassen werden und schon zeigen sich die ersten Diäterfolge? Bekannt ist diese Methode auch unter der Bezeichnung „Dinner-Cancelling". Diese Methode klingt für viele Abnehmwillige natürlich wie ein Traum. Es kann also so einfach sein, die überflüssigen Pfunde zu verlieren und schnell den Weg zur Bikini-Figur zu finden und zudem ist es auch noch möglich, den restlichen Tag über richtig zuzuschlagen. Genau hier liegt jedoch das Problem, warum so viele Menschen mit Dinner-Cancelling eben nicht abnehmen. Grundsätzlich mag der Gedanke gut sein, so die Kalorienzufuhr zu verringern. Das funktioniert aber nur, wenn auch den Rest des Tages darauf geachtet wird, was der Mensch zu sich nimmt. Zudem erleben viele Menschen das Problem, dass sie durch das Dinner-Cancelling schlechter schlafen können. Der Abend fängt hier nämlich bereits um 17 Uhr an. Ab diesem Zeitpunkt soll nichts mehr gegessen werden. Da kann die Zeit bis zum nächsten Morgen ziemlich lang und der Hunger ziemlich groß werden. Schon greift man vielleicht doch ein paar mehr Brötchen, als man sonst ist und schon ist der gesamte Erfolg verloren. Diese Methode funktioniert also nur mit einer ganzheitlichen Betrachtung.

Madame Missou Tipp: Es lohnt sich, einen Blick auf den persönlichen Essensplan zu werfen, Anpassungen vorzunehmen und am Abend dann tatsächlich weniger zu essen. Wie wäre es denn mit einer Pfanne mit gedünstetem Gemüse? So wird der Körper gleich noch mit Nährstoffen versorgt.

3.2.7 Zucker als einer der größten Dickmacher

Wenn den vielen Diätmythen Glauben geschenkt wird, dann erfährt man sicher auch schnell, dass ja eigentlich der Zucker an allem schuld ist. Er ist dafür zuständig, dass sich immer mehr Pölsterchen auf den Hüften oder dem Bauch ablegen, die Haut schlecht wird und auch die Zähne Karies bekommen. Ganz so einfach ist es dann aber doch nicht, auch wenn diese Lösung natürlich einiges erleichtern würde. Wer den Zucker weglässt, nimmt nicht automatisch ab sondern wird vermutlich vor allem schlechte Laune sowie Heißhunger auf Süßigkeiten bekommen. Tatsächlich ist Zucker nichts anderes als ein Kohlenhydrat, das den menschlichen Körper mit Energie versorgt. Wenn die Energie jedoch bereits den Tag über durch andere Nahrungsmittel bereits vorhanden ist, kann der Zucker nicht mehr verwertet werden und macht tatsächlich dick. Dennoch hilft es nicht, ausschließlich den Industriezucker vom Speiseplan zu streichen, denn Glukose ist auch in vielen anderen Lebensmitteln enthalten – beispielsweise in Obst oder in Kartoffeln. Viele Menschen wissen eigentlich gar nicht, in welcher Menge sie Zucker tatsächlich jeden Tag zu sich nehmen. Ist es zu wenig, kann der Körper nicht ausreichend Energie für seine täglichen Aufgaben aufbringen. Ist es zu viel, dann speichert er den Zucker als Fett ab. Auch hier lohnt es sich also wieder, den eigenen Speiseplan zu überprüfen und sich darüber zu informieren, welche Inhaltsstoffe die einzelnen Lebensmittel eigentlich alle haben, wie diese sich auf den Körper auswirken und in welcher Menge sie vorhanden sind.

Madame Missou Tipp: Wer dennoch gerne die Zuckerzufuhr verringern aber nicht auf kleine Naschereien verzichten möchte, der kann zu gesunden Süßigkeiten greifen. Hier bieten sich beispielsweise getrocknete Apfelringen oder Bananenscheiben für zwischendurch an. Aber natürlich auch nur in Maßen.

3.2.8 Leichter abnehmen mit fünf kleinen Mahlzeiten

Bei dieser These handelt es sich um eine Aussage, die sich wirklich ziemlich hartnäckig hält. Angeblich ist es besser, über den Tag verteilt fünf kleinere Mahlzeiten als drei große Mahlzeiten zu sich zu nehmen. Man muss kein mathematisches Genie sein um sich ausrechnen zu können, dass fünf kleine Mahlzeiten ebenso viele Kalorien ergeben können wie drei Große. Es ist auch ein Irrglaube, dass der Hunger auf kleine Snacks zwischendurch bei dieser Methode wegfällt, denn auch hier bleibt der Appetit ja bestehen, der den Tag über häufig zu spüren ist. Wer also seine Mahlzeiten nun auf fünf aufteilt, der wird wohl keine Diäterfolge verspüren. Besser ist es, die Mahlzeiten nicht über den Tag so breit verteilt einzunehmen, sondern das Essen selbst zu verändern. Eine bestimmte Menge an Kalorien für den Körper ist wichtig und lebensnotwendig. Alles was über dieser Kalorienmenge liegt, wird vom Körper gespeichert, wenn er keine zusätzliche Förderung bekommt. Im Idealfall bietet es sich also an, die eigenen Mahlzeiten einfach einmal genauer zu betrachten, etwas zu reduzieren und sich so ein paar Kalorien für zwischendurch aufzuheben. Diese lassen sich besonders gesund dann mit Fingerfood einnehmen, das den Hunger bis zur nächsten großen Mahlzeit stillt und dabei auch noch gut schmeckt.

Madame Missou Tipp: Wer weiß, dass der Hunger immer wieder an die Tür klopft, kann auch einen Kaugummi oder ein Bonbon zur Hand haben und diesem so entgegenwirken. Das sollte nicht zur Regel werden, kann aber dabei helfen, den Körper an feste Essenszeiten zu gewöhnen und den Hunger so in den Griff zu bekommen.

3.2.9 Besser Light-Produkte essen, um Kalorien zu sparen

Abnehmen und dennoch auf nichts verzichten müssen. Dieses Versprechen machen unterbewusst all die schönen Light-Produkte, die im Supermarkt im Regal stehen. Von den Chips über den Käse bis hin zur Cola ist alles dabei. Wenn es denn wirklich so einfach ist, warum machen es dann nicht alle so? Warum gibt es überhaupt noch andere Produkte neben dem ganzen Light? Die Antwort auf die Fragen liegt auf der Hand: Weil es eben nicht so einfach ist. Erst einmal sollte man wissen, dass der Begriff „light" eigentlich relativ frei verwendet werden kann. Das bedeutet, es gibt keine strikten Richtlinien, die einzuhalten sind. Nur weil der Begriff also auf einem Lebensmittel zu finden ist, muss es nicht gleich besser sein. Dies kann nämlich viele Ursachen haben. Vielleicht ist einfach nur weniger Koffein oder Salz drin als bei dem normalen Produkt. Das ist nämlich die einzige Voraussetzung. Im Vergleich zu dem Produkt ohne diese Bezeichnung, muss Light-Ware nachweislich mindestens einen Inhaltsstoff in einer geringeren Dosierung enthalten. Welcher das schließlich ist, kann der Hersteller aber selbst entscheiden. Besondere Vorsicht ist bei Produkten walten zu lassen, die keinen Zucker sondern lediglich Süßstoff enthalten. Der Körper hat erst einmal das tolle Gefühl, dass er jetzt Zucker bekommt. Somit gibt er den Auftrag an die Bauspeicheldrüse, doch bitte Insulin herzustellen. Dann macht sich das Insulin auf die Suche, aber im Körper ist nirgendwo der gewünschte Zucker zu finden. Der Blutzuckerspiegel steigt also nach unten und das Ergebnis ist nichts anderes als Hunger. So können Light-Produkte also auch dafür sorgen, dass man mehr isst, als man eigentlich möchte.

Madame Missou Tipp: Es muss nicht light sein, um abnehmen zu können. Besser ist es, die Zuführung von Lebensmitteln generell auf ein gesundes Maß zu verringern und so dem Körper nur die Nährstoffe zu geben, die er auch wirklich verarbeiten kann.

3.2.10 Ananas als ultimativer Fettverbrenner

Ananas ist süß, schmeckt hervorragend und soll angeblich auch noch die Fettverbrennung fördern. Mehr gute Gründe werden eigentlich gar nicht gebraucht, um die exotische Frucht zu essen. Blöd ist es nur, wenn einer der Gründe gar nicht stimmt. So ist es nämlich mit der Fettverbrennung. Wer auch immer dieses Gerücht in die Welt gesetzt hat, wusste wahrscheinlich gar nicht, wovon er da redet. Grund für die angebliche Fettverbrennung soll Bromelin sein. Das Enzym wird als wahres Wundermittel gehandelt, wenn es um die Verbrennung von Fett geht. Aber: Bromelin ist zwar tatsächlich in der Frucht enthalten und es handelt sich hierbei auch um ein Enzym, dieses schafft es aber gerade einmal bis in den Verdauungstrakt und wird hier verdaut. So hat es gar keine Chance, sich bis zu den Fettzellen vorzuarbeiten und diese bei der Verbrennung zu unterstützen. Wer jedoch fest an das Gerücht glaubt, wird dennoch weiter viel Ananas essen. Das Problem hierbei ist nur, dass meist der Fruchtzucker bei der ganzen Sache vergessen wird. Dieser kann sich ganz schnell in kleine Fettpolster verwandeln, wenn der Körper gerade keine Energie benötigt. Zu viel Ananas kann also eher gegenteilig wirken und dafür sorgen, dass das Gewicht sogar noch steigt. In kleinen Mengen jedoch ist Ananas ein echtes Wundermittel, denn sie kann den Heißhunger auf Süßigkeiten reduzieren und so die Diät tatsächlich unterstützen.

Madame Missou Tipp: Wer es gerne gesund mag, der schneidet sich für den kleinen Hunger zwischendurch einfach ein paar

Stückchen Ananas mundgerecht zu und isst diese immer dann, wenn sich ein erstes Hungergefühl zeigt. Ein bis zwei Stückchen reichen aus, um dem Körper etwas zu tun zu geben und den Hunger zu unterdrücken.

3.3 Diese Diät-Tipps helfen wirklich

Nicht alle Weisheiten oder Diät-Tipps sind unwahr. Es gibt auch den einen oder anderen hervorragenden Tipp, der wirklich dabei helfen kann, das Gewicht auf eine gesunde Art zu reduzieren, dem Körper nicht zu schaden und zu seiner Traumfigur zu finden. Die hier vorgestellten Hilfen erheben natürlich keinen Anspruch auf Vollständigkeit, geben aber vielleicht den einen oder anderen Anreiz, es einfach einmal zu probieren und sich selbst von dem Ergebnis zu überzeugen.

- **Bunte Mahlzeiten sind die besseren Mahlzeiten**: Schon ein Blick auf den Teller kann Aufschluss darüber geben, ob das Essen überhaupt gesund ist. Wer eine farbenfrohe Vielfalt findet, der kann sich freuen. Bunt steht nämlich für Obst und Gemüse (gilt nicht für Fruchtgummis & Co.) während eher dunkle Farben auf recht fettige Lebensmittel hinweisen.
- **Das Ernährungstagebuch:** Es mag vielleicht erst einmal anstrengend klingen, aber nur wer weiß, was er ist, kann auch etwas an seiner Ernährung ändern. Daher empfiehlt es sich, erst einmal vier Wochen lang auch das kleinste Bonbon zu notieren und anschließend kann eine Auswertung erfolgen. Viele Menschen sind erstaunt, wie ungesund sie sich tatsächlich ernähren.
- **Essen soll etwas Besonderes bleiben:** Mal eben zwischendurch am Bürotisch schnell einen Burger gegessen oder im Stehen die Currywurst zu sich genommen – genau diese Angewohnheiten sorgen dafür, dass dem Essen keine

Bedeutung mehr gegeben wird. Besser ist es, sich bewusst Zeit zu nehmen und ansonsten auf das Essen zu verzichten. Lieber Mittags mit den Kollegen gemeinsam in Ruhe einen Salat essen gehen und dafür die Tafel Schokolade aus dem Schreibtisch verbannen.

- **Scharf macht schlank:** Es ist tatsächlich so. Wer viel Scharfes isst, der unterstützt seinen Stoffwechsel und kurbelt ihn an. Natürlich kommt es auch hier darauf an, was gegessen wird aber viele scharfe Lebensmittel sind gleichzeitig auch gesund. Um sich langsam an die Schärfe zu gewöhnen, kann einmal die Woche mit einem solchen Gericht begonnen werden.

- **Ohne Sport geht nichts**: Man hört es zwar nicht gerne aber kaum eine Diät ist dauerhaft erfolgreich, wenn nicht gleichzeitig auch Sport getrieben wird. Schwimmen im kühlen Wasser, Jogging durch den Wald oder auch der Pilates-Kurs in der Gruppe – jede Sportart hat ihre Vorteile, macht Spaß und sorgt dabei gleich noch für das Gefühl, etwas für sich selbst getan zu haben.

- **Was nicht da ist, kann auch nicht gegessen werden**: Schokolade und Gummibärchen müssen nicht geschnitten, gekocht oder gebraten werden und halten daher schnell für den Hunger zwischendurch her. Wenn jedoch die Süßigkeiten nicht im Haus oder im Büro sind, entsteht erst gar nicht die Verlockung, die Sachen auch zu essen. Beim nächsten Einkauf sollte die Süßwarenabteilung also gemieden werden.

- **Nicht hungrig einkaufen**: Wer nicht daran glaubt, dass dieser Tipp hilft, der kann ja einfach einen Test machen. Ein Wocheneinkauf, wenn vorher etwas gegessen wurde und ein Einkauf mit hungrigem Magen. Oft unterscheiden sich die Kassenzettel deutlich, denn wer Hunger hat, der hat immer neue Ideen, was er mal wieder essen könnte und kauft mehr (Ungesundes) ein, als eigentlich geplant war. *(Mein Lesetipp dazu: „€€€ sparen im Supermarkt!" von Madame Missou)*

- **Sich einen Plan machen:** Ein Plan ist immer eine gute Idee, denn er zwingt dazu, sich an gewisse Punkte zu halten. Um abzunehmen lohnt es sich also, einen Essensplan aufzustellen und diesen auch beim Einkauf zu befolgen. Schnell und einfach lassen sich so die Mahlzeiten umstellen und es werden sich erste Erfolge auf der Waage zeigen.

3.4 Zusammenfassung

Es ist ziemlich erschreckend bei einigen Hinweisen zu erfahren, dass sie in dieser Form vielleicht gar nicht stimmen. Wer sich jedoch mit dem Thema beschäftigt, der macht bereits den ersten Schritt in die richtige Richtung. Nicht einfach drauf los hungern sondern erst einmal Informationen einholen ist immer ein guter Plan, um etwas für den eigenen Körper zu tun. Natürlich kann der eine oder andere „falsche" Hinweis auch durchaus mit einem Augenzwinkern gesehen werden. Andere Punkte wiederum wirken sich aber vielleicht sogar negativ auf den gesamten Diäterfolg aus.

An irgendeiner Stelle hat jede Diät eine Schwachstelle, daher lässt sich nur schwer pauschal sagen, was eigentlich wirklich hilfreich ist. Gerade Menschen mit starken Gewichtsproblemen sollten sich deshalb professionelle Hilfe suchen, zu einer Ernährungsberatung gehen und gemeinsam mit einem Arzt einen Plan entwickeln, wie sich die Ernährung umstellen lässt, welcher Sport hilfreich ist und welches Ziel erreicht werden soll.

Generell ist es immer von Vorteil, sich kleine Ziele zu setzen. Diese lassen sich auch deutlich besser erreichen und man freut sich über den Erfolg. Diät soll zu keinem Zwang werden. Besser ist es, Spaß daran zu haben, gerne auf gewisse Lebensmittel zu verzichten und mit Freude zu sehen, wie die Pfunde purzeln (oder gehalten werden) und manchmal kann es auch gut sein, einfach auf das eigene Bauchgefühl zu hören. Vor allem dann, wenn jeder wieder mal alles besser weiß, die eine oder andere

Weisheit einstreut und hilfreiche Tipps geben möchte, die eigentlich gar nicht so hilfreich sind.

Klein anfangen und über ein großes Ergebnis freuen – so macht das Abnehmen Spaß! Dabei wünsche ich Ihnen viel Erfolg!

4. Bonuskapitel: Die größten Mode-Lügen

Jeden Tag aufs Neue stehen Mann oder Frau vor dem Kleiderschrank und stellen sich die Frage, was den Tag über eigentlich getragen werden kann. Und auch beim Einkauf schleichen sich immer wieder kleine Modeweisheiten in den Kopf, die irgendwann irgendwo einmal aufgeschnappt wurden und sich seit dem wacker halten. Doch was ist eigentlich dran an den verschiedenen „Moderegeln". Was stimmt wirklich und was ist einfach nur eine Erfindung der Designer und Geschäfte?

4.1 Querstreifen tragen auf

Die wohl bekannteste Regel ist der Hinweis darauf, dass Querstreifen optisch gleich viel dicker machen. Gerade in den letzten Jahren sind aber immer mehr Kleidungsstücke mit den Streifen zu finden. Was stimmt denn nun? Kann hierzu gegriffen werden oder ist es besser, diese Mode zu ignorieren? Entstanden ist diese Legende einfach aus dem Fakt heraus, dass Längsstreifen als Schlankmacher gelten. Modegurus haben für sich daraus den Schluss gezogen, bei Querstreifen müsse es genau anders sein. Das stimmt jedoch nicht, denn wer bei der Auswahl des Streifenoutfits darauf achtet, das richtige Streifendesign zu wählen, der kann damit eigentlich gar nichts verkehrt machen. Sind die Querstreifen nicht zu breit und nicht zu bunt, machen sie sogar schlank. Ebenso ist es mit besonders breiten Blockstreifen, die ein Kleidungsstück in mehrere Abschnitte unterteilen. Insidertipp von Madame Missou: Wer auf Nummer sicher gehen möchte, der trägt zu einem gestreiften

Shirt eine lange Kette und nimmt dadurch den Streifen etwas von ihrer Wirkung.

4.2 Blau und Schwarz passen nicht zusammen

Gerade bei der Kombination von verschiedenen Farben fällt es oft schwer, die richtige Entscheidung zu treffen. Auch wenn auf die Basics im Kleiderschrank zurückgegriffen wird, kann es sein, dass der eine Ton nicht mit dem anderen harmoniert. Besonders exzessiv wurde die Aussage vertreten, dass die Farben Blau und Schwarz gar nicht zusammen passen. Hier ging es um ein königliches, dunkles Blau. Warum das so war konnte keiner richtig sagen. Wer die Farben dennoch kombiniert hat, der hatte wohl einfach keinen Modegeschmack. Heute weiß man es besser und die Designer lieben es, diese Nuancen miteinander zu kombinieren. Es wirkt elegant und gesetzt, edel und zeitlos. Wer also einen schwarzen Blazer im Schrank hat, der kann dazu ruhig eine blaue Bluse tragen. Ähnlich ist es mit Farbtönen, die einander eigentlich von der Zusammensetzung her ähneln. Pink und Rot beispielsweise oder Gelb und Orange oder auch Grün und Türkis. Auch hier galt lange Zeit die Vorgabe, dass diese Nuancen nicht zusammen passen. Heute ist es ein neuer Trend, der Color-Blocking genannt wird. Hier werden die Farben extra kombiniert um einen tollen Effekt zu verschaffen.

4.3 Alles Accessoires müssen zusammen passen

So viel Zeit verbringen die Frauen damit, sich auf die Suche nach einer Tasche zu machen, die farblich zu dem Gürtel passt.

Nach Schuhen zu schauen, die mit der Tasche harmonieren und auch sonst die Accessoires perfekt aufeinander abzustimmen. Doch warum eigentlich? Der Grund hierfür ist simpel: Aus den anerkannten Modekreisen hörte man immer wieder verlauten, dass die Accessoires auf jeden Fall und unbedingt aufeinander abgestimmt sein müssen, da das Outfit sonst nicht harmonisch ist. Nun ja, auch diese Mode-Legende konnte inzwischen widerlegt werden, denn nichts ist modischer, als absichtlich kleine Stilbrüche zu schaffen und das geht besonders gut über die Accessoires. Wer also seinem Outfit das gewisse Etwas geben möchte, der darf ruhig einen schwarzen Gürtel zu einer blauen Tasche tragen oder dunkle Schuhe mit einer hellen Tasche kombinieren. Natürlich ist es von Vorteil, wenn sich die Farben im Outfit ebenfalls zeigen aber auch das ist inzwischen kein Muss mehr.

4.4 Keine Socken in Sandalen

Diese Mode-Legende trifft tatsächlich heute noch zu aber nur auf die Männer. Wer als Mann Sandalen trägt, hat es eh meistens schwer, als modischer Guru anerkannt zu werden. Gibt es dann zu den Sandalen auch noch Socken, ist es ganz vorbei. Anders jedoch bei Frauen. Auch hier war es in früheren Zeiten verpönt, Söckchen zu tragen und dazu Sandalen zu kombinieren. Das ist jedoch schon etwas länger vorbei, denn die Designer haben den Trend für sich entdeckt und in die Welt getragen. Heute gilt es als feminin und mädchenhaft, schmale und dünne Socken in hübschen Sandalen zu tragen und damit ist diese Mode-Legende nun auch zu einer Lüge geworden. Wer sich ein wenig in der Modeszene umsieht, wird immer mehr feststellen, dass gerade an den warmen Tagen zu Kleidern diese Zusammenstellung getragen wird und auch noch sehr gut aussieht. Natürlich ist etwas Mut gefragt und auch das Selbstbewusstsein darf nicht fehlen aber wer es testet der wird sehen, wie viele Möglichkeiten sich mit Söckchen in offenen Schuhen offenbaren. Aber Achtung: Es gilt weiterhin, dass hautfarbene Strumpfhosen NIE in offenen Schuhen getragen werden sollten.

4.5 Keine Schals an warmen Tagen

Nur der Winter ist dafür da, um schöne Schals und Tücher zu tragen? Wer hat dieses Gerücht denn in die Welt gesetzt? Auf jeden Fall jemand, der von Mode keine Ahnung hat und daher kann es getrost als dicke Mode-Lüge abgehakt werden. Schals und Tücher sind zu jeder Jahreszeit ein Bringer und geben einem Outfit erst den letzten Schliff. Bunte Farben an warmen Tagen, warme Farben, wenn es draußen kälter wird – die große Auswahl an verschiedenen Modellen sorgt dafür, dass man die Qual der Wahl hat und sich deshalb zu Hause ganz dringend einen großen Vorrat an verschiedenen Schals und Tüchern anlegen sollte. Zum Sommerkleid die luftige Variante und im Herbst den groben Strickschal – so kann man aus dem Haus gehen und wird ganz sicher viele Blicke auf sich ziehen. Sogar hier sind kleine Stilbrüche geradezu gewollt. Wer möchte, kann nämlich das leichte Sommerkleid auch zu einer dicken Wollstrumpfhose und einen Strickschal im Herbst tragen und holt sich damit noch ein paar modische Sonnentage in die beginnende kalte Jahreszeit. Die Aussage, dass Schals im Sommer nichts zu suchen haben, sollte als ganz schnell vergessen werden, denn sie ist wirklich nicht mehr aktuell, meint Madame Missou.

4.6 Leggins sind out

In den 1980er Jahren waren sie nicht aus dem Kleiderschrank wegzudenken und wahrscheinlich stammt aus dieser Zeit auch noch die Aussage, dass Leggins ganz sicher kein Trend mehr werden. Dies ist aber falsch. Denn in den letzten Jahren haben sie sich einen wichtigen Platz in der Mode zurück erobert und sind jetzt mehr als hip. Damit mutiert die Aussage, Leggins wären nur etwas für kleine Mädchen und Ballerinas, zu einer echten Mode-Lüge, der man keinen Glauben schenken sollte. Nichts ist so toll wie eine gut sitzende Leggins, die mit einem lässigen Longshirt und hohen Stiefeln kombiniert wird. Sie macht das Bein schlank, formt es schön und wirft keine Falten. Sogar Musterleggins sind wieder ganz groß im Kommen und es zeichnet sich auch nicht ab, dass sich dieser Trend in naher Zukunft wieder wandeln wird. Im Gegenteil – immer mehr Designer nehmen die Leggins in ihre Kollektionen auf, verzieren sie und geben ihnen ein völlig neues Gesicht. Wer also bei seinem nächsten Einkauf vor den schönen Modellen steht und noch darüber nachdenkt, ob sie modisch überhaupt vertretbar sind, der sollte etwas Mut zeigen und zugreifen.

4.7 Schlusswort zu den Modelügen

Mode-Lügen entstehen oft aus bestimmten Zeiten heraus und sind in dem Moment, wo sie ausgesprochen werden, oft schon wieder gar nicht mehr aktuell. Das Problem der Menschen ist jedoch, dass sie sich oft beeinflussen lassen und sich gerade die negativen Aussagen fest in das Gedächtnis einprägen. Niemand möchte modisch unangenehm auffallen sondern lieber mit dem Strom schwimmen und dafür als besonderer Modeguru gelten. Doch gerade bei der Auswahl von Kleidung und Accessoires ist oft auch Mut gefragt. Dabei kann man sich meist ziemlich sicher sein, dass Mode-Lügen nichts anderes sind als Neid, der so verpackt wird, dass es für den Gegenüber abwertend klingt. Besser ist es, dem eigenen Geschmack zu vertrauen und sich von den persönlichen Wünschen und Ansichten inspirieren zu lassen.

Ich hoffe, dieser kleine 120-Minuten-Ratgeber hat Ihnen gefallen, im einen oder anderen Punkt geholfen und beim Lesen ein wenig Freude bereitet,

*Ihre Madame Missou (die dankbar für ihre **Rezension** ist)*

5. Anhang, Rechtliches und Impressum

„Nicht gemeckert ist genug gelobt!" - dieses kleine Sprichwort kennen die meisten von uns nur allzu gut (aus der Schule, Familie, Firma…). Doch gerade ein kleines Lob kostet den „Sender" nicht viel und spendet dem „Empfänger" unendlich viel Energie! Wenn Ihnen also mein kleiner Ratgeber gefallen und geholfen hat, freue ich mich riesig auf Ihre Bewertung in den Rezensionen. Natürlich ist hier nicht nur positives sondern auch negatives Feedback willkommen (positives aber besonders gerne). Beides hilft mir weiter, dieses Buch kontinuierlich zu verbessern und – dank Ihren Anregungen – zu erweitern. Also geben Sie sich einen Ruck und schenken Sie mir nun noch 1-2 Minuten Ihrer Zeit für ein Feedback zum Buch auf Amazon.de oder, dort, wo Sie das Buch erworben haben – **ich danke Ihnen vielmals!**

Über die Autorin Madame Missou

Madame Missou – 1960 in Bamako (Mali) als Tochter des französischen Botschafters und einer argentinischen Botanikerin geboren – hat Kultur und Kunstgeschichte an der Université Paris-Sorbonne studiert. Im Alter von 25 Jahren zog es Sie in die neue Welt. In New York eröffnete Sie die Galerie *„Madame Missou`s Best World Arts"* und spielte in diversen Musicals Haupt- und Nebenrollen. Anfang der 90er Jahre verkaufte Sie ihre Galerie und verlagerte ihren Lebensmittelpunkt nach

Europa. Zunächst lebte sie für einige Jahre in Lissabon, Kopenhagen, Moskau und London bis sie sich 1999 entscheid dauerhaft nach Berlin zu ziehen. Hier lebt Sie mit Ihrer Familie seit nunmehr fast 15 Jahren glücklich in Ruhe und führt ein erfolgreiches Leben als Schriftstellerin, Lebenstrainerin, Beraterin und Künstlerin. Es sind bereits zahlreiche Bestseller-Ratgeber von ihr, vornehmlich zu typischen Frauenthemen, erschienen. Darunter auch das kleine Buch, was Sie nun in den Händen halten.

Wenn Sie mehr von Madame Missou wissen wollen, informieren Sie sich doch z.B. auch auf der Website www.MadameMissou.de oder auf Facebook: www.facebook.com/MadameMissou

Rechtliches und Impressum

Wir sind bemüht alle Angaben und Informationen in diesen Buch korrekt und aktuell zu halten. Trotzdem können Fehler und Unklarheiten leider nie vollkommen ausgeschlossen werden. Daher übernehmen wir keine Gewähr für die Richtigkeit, Aktualität, Qualität und Vollständigkeit der vorliegenden Unterlagen. Für Schäden, die durch die (Nicht-) Nutzung der bereitgestellten Informationen mittel- oder unmittelbar entstehen, haften wir nicht, so lange uns nicht grob fahrlässiges oder vorsätzliches Verschulden nachgewiesen werden kann. Für Hinweise auf Fehler oder Unklarheiten an info@madamemissou.de sind wir Ihnen dankbar.

Mögliche Ähnlichkeiten oder Verwechslungen von fiktiven Charakteren in diesem Buch mit realen Personen sind unbeabsichtigt und ohne realen Bezug.

Alle Texte und Bilder dieses Buches sind urheberrechtlich geschütztes Material und ohne explizite Erlaubnis des Urhebers, Rechteinhabers und Herausgebers für Dritte nicht nutzbar.

Alle etwaigen, in diesem Buch genannten Markennamen und Warenzeichen sind Eigentum der Rechtmäßigen Eigentümer. Sie dienen hier nur zur Beschreibung der jeweiligen Firmen, Produkte bzw. Dienstleistungen.

Madame Missou wird vertreten durch die

Maracuja GmbH
Laerheider Weg 13
47669 Wachtendonk
info@madamemissou.de
Coverdesign by Claudia Braun, extenso.de
Copyright Coverbild: Antje Kirchhoff (Tegenne) / photocase.com